◆ 不思議な「心」のメカニズムが一目でわかる ◆

思春期のアスペルガー症候群

監修 佐々木正美
児童精神科医

JN268885

kokoro library
こころライブラリー イラスト版

講談社

まえがき

アスペルガー症候群《しょうこうぐん》の子どもは、思春期をむかえると、それまでとは違った悩みを抱えるようになります。

思春期は、心身が大きく成長し、確かな自我がめばえる時期。その頃になると、彼らは自分がまわりの子と少し違っていることに気づき、障害を自覚しはじめるのです。

友達と同じように行動できない。仲間内でつかう若者言葉がわからない。異性との接し方に戸惑ってしまう。それらの問題から、彼らは自分がどこか「ふつう」ではない、特異な存在だと考えはじめます。

その困惑がやがて、発達障害の可能性を疑う気持ちや、まわりの子に対する劣等感、疎外感などにつながっていきます。自分の能力を悲観し、絶望する子もいます。

本書では、自己形成がおこなわれる大事な思春期に、アスペルガー症候群の子が劣等感に苦しんだり、自己否定的な考えに陥ったりしないようにするためのヒントを紹介しています。友達への仲間意識から恋愛感情、そして性欲まで、思春期に子どもたちが直面する、みずみずしく、それゆえに複雑な感情の、受け止め方のヒントです。

アスペルガー症候群の子が、周囲の無理解な対応や、家族や友達との衝突に悩み、青春の輝かしい時期を悲しみのなかで送ることのないよう、本書を役立てていただければ嬉しく思います。なお、本書の編集にあたって、川崎医療福祉大学医療福祉学部の小林信篤准教授、重松孝治講師にご協力いただきました。こころより感謝を申し上げます。

児童精神科医
佐々木正美

思春期のアスペルガー症候群 もくじ

まえがき……1
家庭に、学校に、居場所がない
――アスペルガー症候群の子の悩み……6

1 思春期独特の悩みとは

アスペルガー症候群 三つの特性をもつ発達障害……10
行動特徴 友達との会話が、かみあわない……12
行動特徴 ほかの子にあわせて行動できない……14
行動特徴 こだわりが強い子だと言われる……16
思春期とは 心身ともに成長する一〇～一八歳ごろ……18
思春期の悩み 自分は「ふつう」じゃないと感じる……20
コラム 「障害」を認めたくない気持ち……22

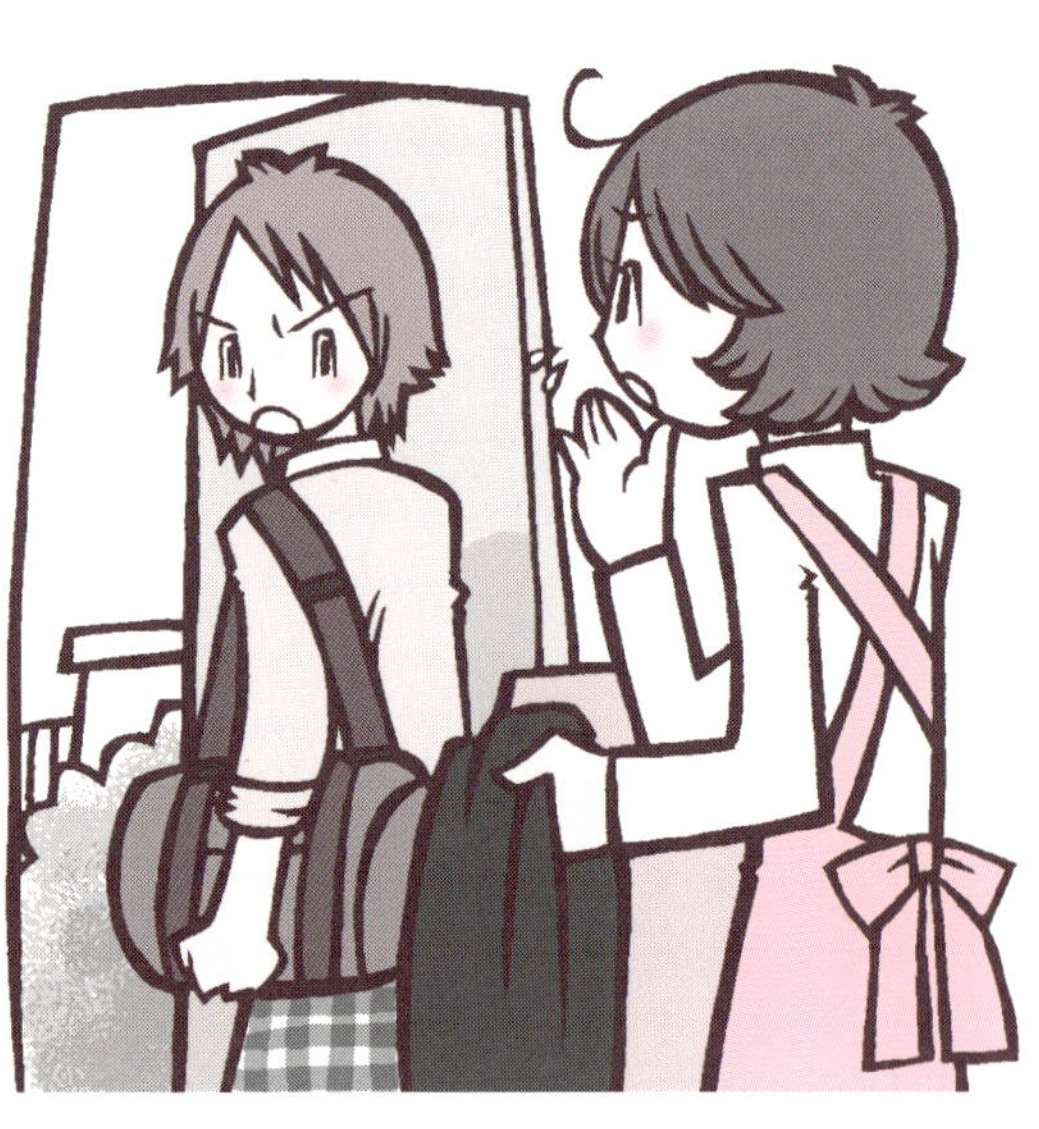

2 友達と対等に付き合いたい

自意識　自分は人より劣っていると思いこむ……24
自意識　人の意見に耳をかそうとしない……26
仲間意識　友達グループに入れなくて戸惑う……28
アドバイス　ひとりでいたい気持ちも尊重しましょう……30
仲間意識　クラスメイトを仲間だと思えない……32
ケンカ・対立　ほかの子のミスを執拗《しつよう》に指摘する……34
ケンカ・対立　金銭トラブルに巻きこまれやすい……36
悩みの解決法　まず、自分が何者かをよく知る……38
悩みの解決法　無理に友達を増やそうとしない……40
悩みの解決法　イライラ対策を自分でみつける……42
コラム　思春期の「ギャング・グループ」……44

3 恋の仕方がよくわからない

恋愛感情　相手の気持ちを考えずにアプローチ……46
恋愛感情　男性より、女性のほうが積極的……48
恋愛感情　発達障害の人は、結婚できるのか……50

性の意識　マンガの通りに交際しようとする……52
性の意識　悪気なく、異性の体にふれてしまう……54
アドバイス　性の知識は隠さずに、前向きに伝えます……56
性の意識　手がふれあうことにストレスを感じる……58
性の意識　人前で自慰行為をすることが問題に……60
悩みの解決法　恋愛観のずれを認識する……62
悩みの解決法　「ソーシャルストーリーズ」で学ぶ……64
悩みの解決法　不適切な行動は、予防できる……66
コラム　性犯罪とアスペルガー症候群……68

4 将来への不安がぬぐいきれない

挫折感　勉強についていけなくて挫折する……70
挫折感　不登校・ひきこもりになって苦しむ……72
挫折感　感情表現ができず、家庭内暴力に……74
アドバイス　とがめるより先に、理解しましょう……76
将来への不安　自分にあった仕事がわからない……78
将来への不安　不安をつのらせ、うつ病になる子も……80

5 家族や友達に理解してほしいこと

悩みの解決法　正しい「アセスメント」を受ける……82
悩みの解決法　進路はマッチングを考えて決める……84
悩みの解決法　問題にとらわれず、長所をいかす……86
コラム　大学進学、就職に向けての準備……88
本人の思い　命令しないで、話を聞いてほしい……90
本人の思い　公私の境界線をはっきり知りたい……92
本人の思い　理解してくれる相手に出会いたい……94
本人の思い　自分らしさを表現する場がほしい……96
コラム　正確な診断を受けられるところ……98

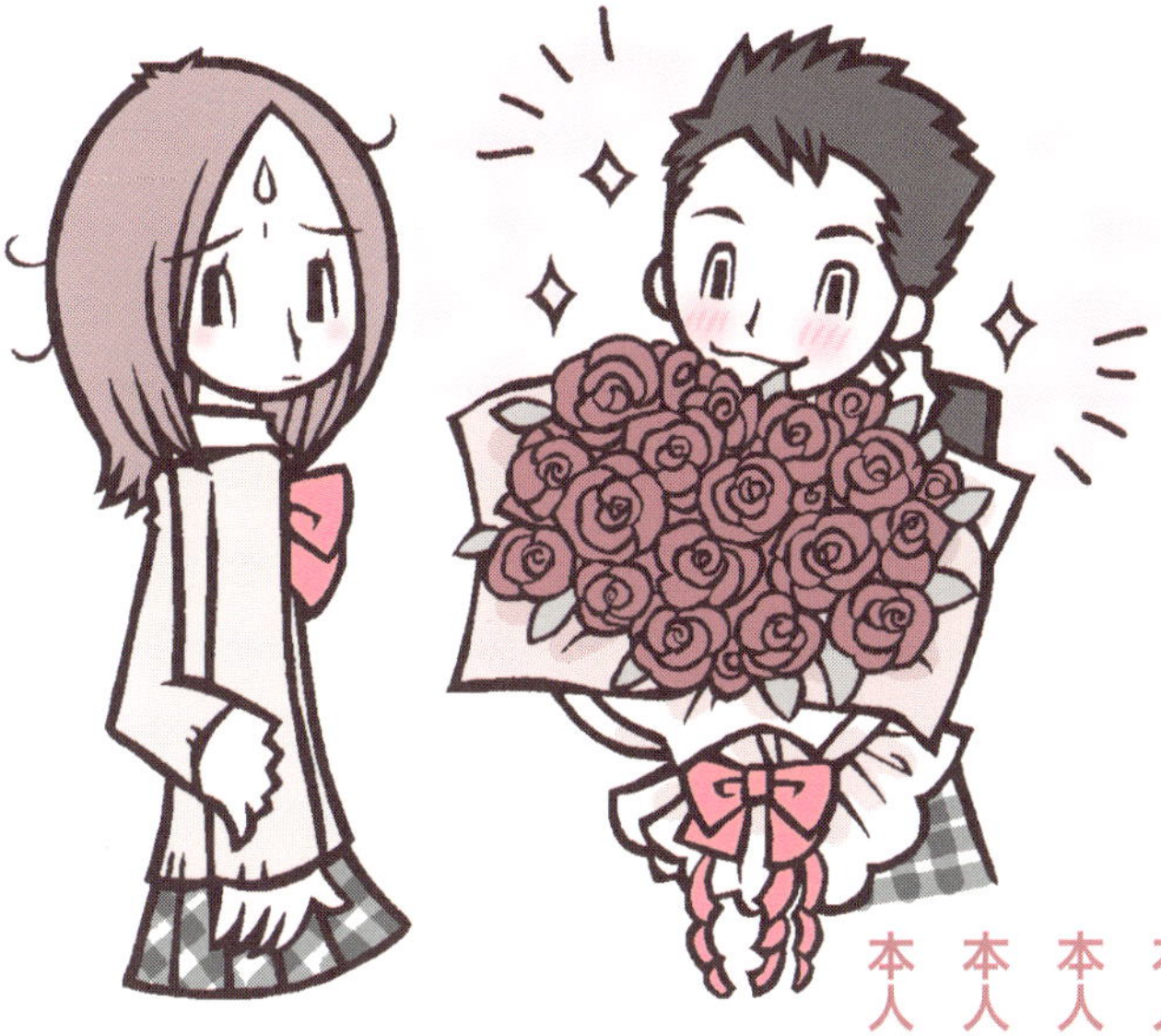

家庭に、学校に、居場所がない
――アスペルガー症候群の子の悩み

本人は

1

本人は、学校生活にさまざまな悩みを抱えている。空気を読めず、友達ができないのも、そのひとつ

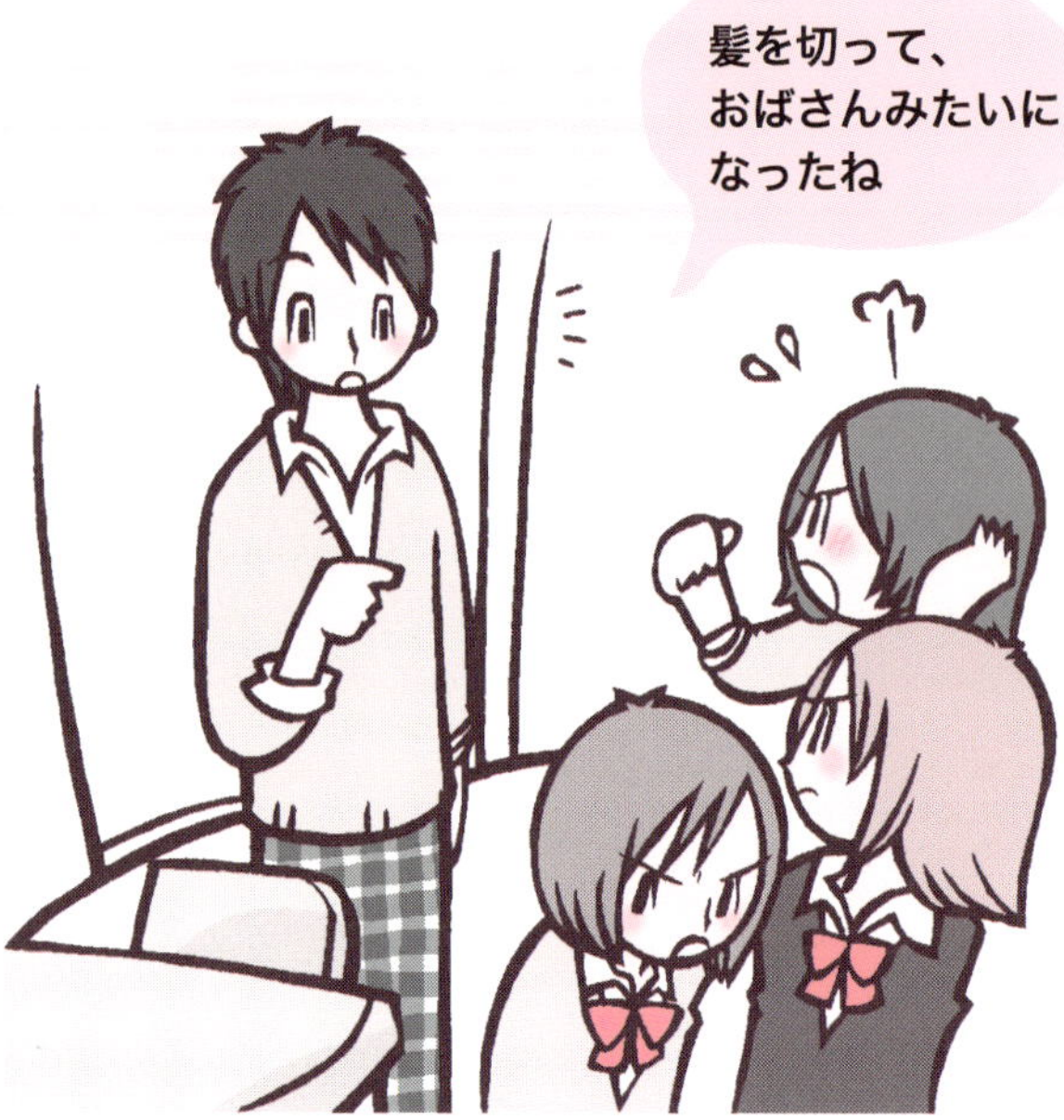
髪を切って、
おばさんみたいに
なったね

言わなくてもよいことを言って、嫌われる

2

家族は、わが子が思春期になっても、いつもひとりで遊んでいるのをみて、心配している

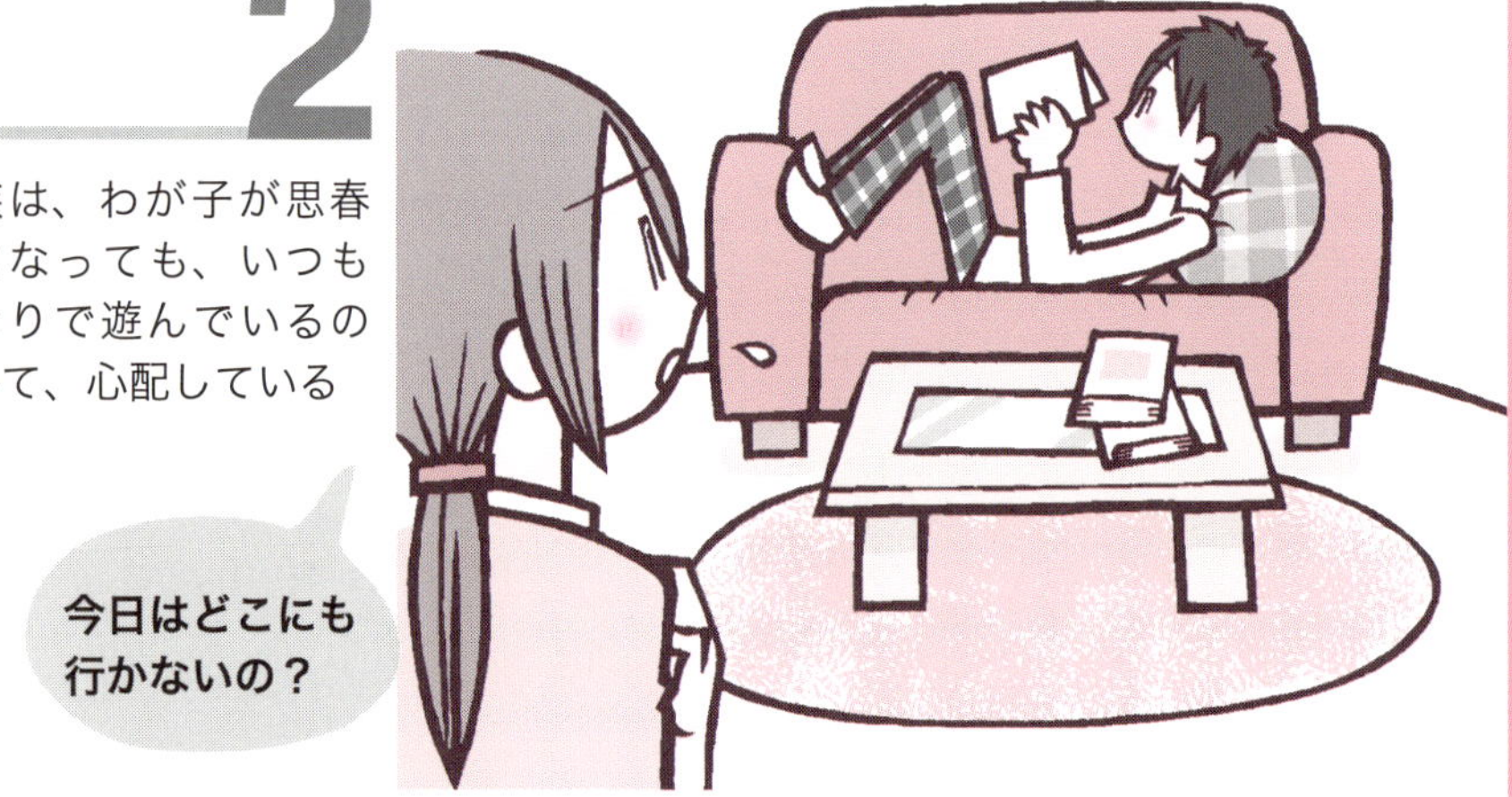
今日はどこにも
行かないの？

休日は自宅で読書。友達が少ないことを、家族は不安に思う

家族は

3

好きな人とうまく話せないのも、大きな悩み。以前には、いきなり告白して大失敗したこともある

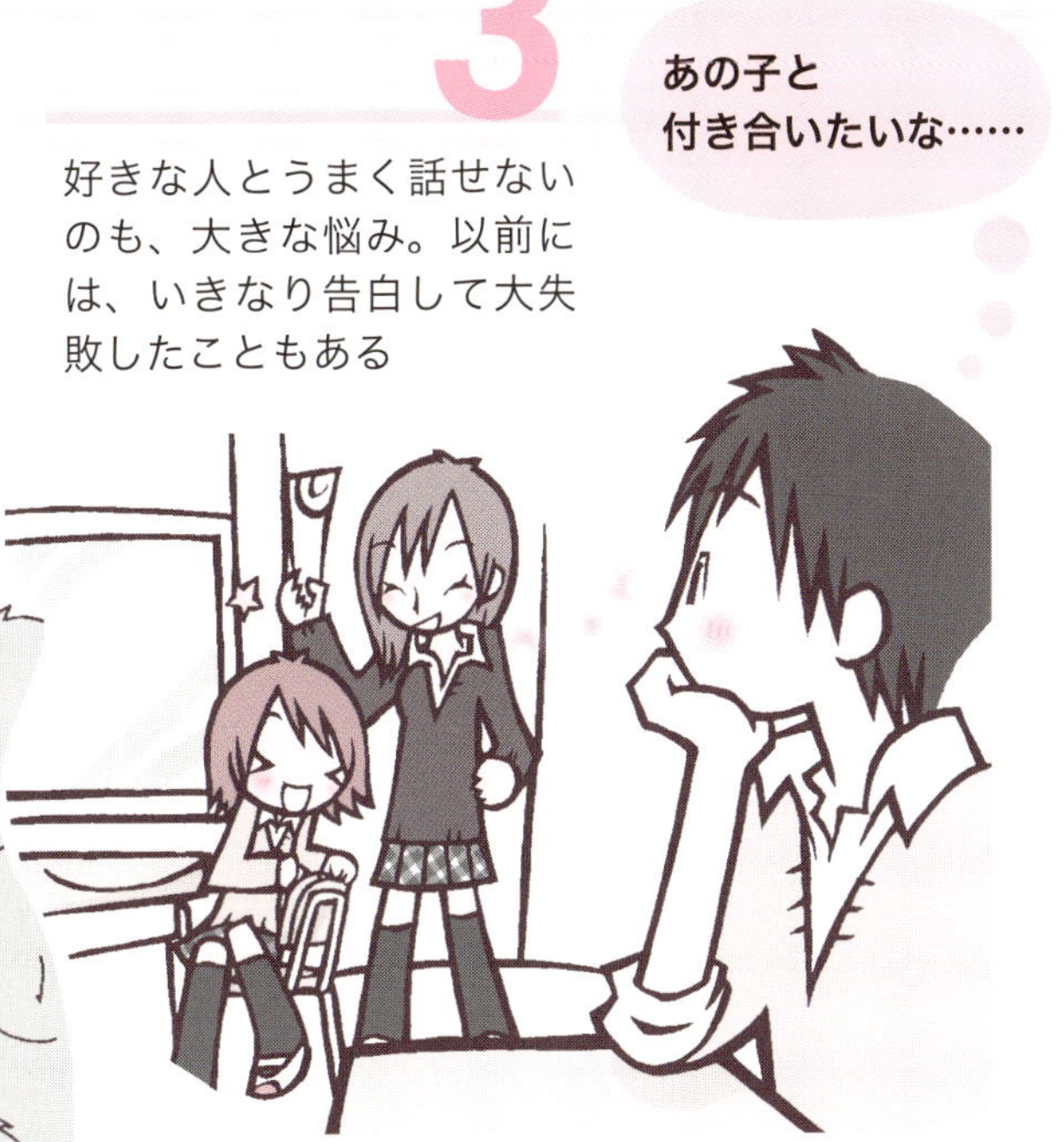
あの子と
付き合いたいな……

「彼女がほしい」と思いながら、なにもできない

4

昔は得意だった勉強も、最近は平均より下。それもあって、登校するのが毎日、憂うつ

先生の話についていけないことが増えた

5

家族は、中学、高校と進むにつれて暗くなっていく子どもをみて、将来に不安を抱いている

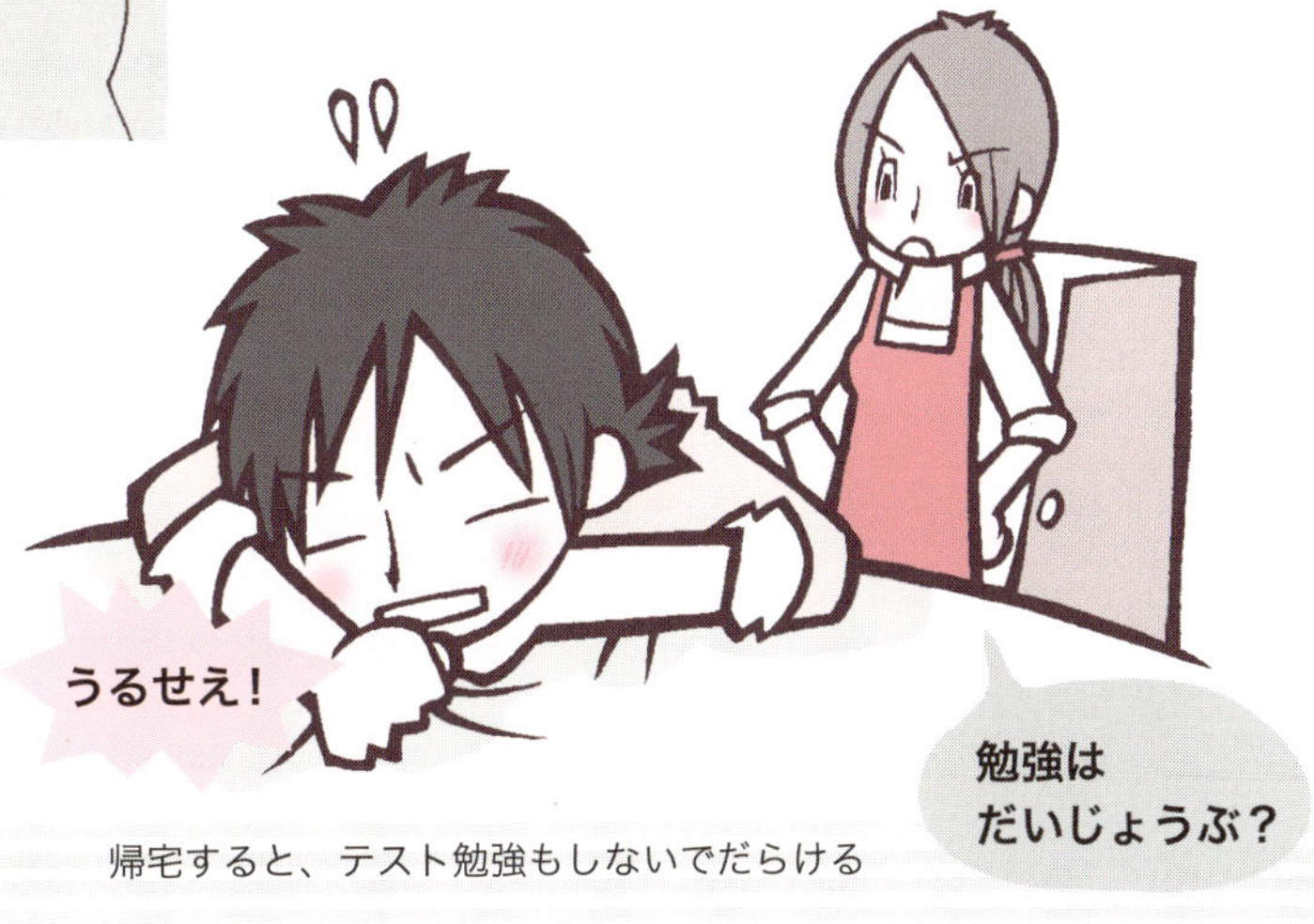
うるせえ！
勉強は
だいじょうぶ？

帰宅すると、テスト勉強もしないでだらける

6

本人は、失敗を繰り返すうち、人生に希望を抱けなくなってきている。なにごとにも消極的に

もう、どうでもいいんだ

7

投げやりな態度をとることで、ますます孤立。自分の将来を悲観するようになっていく

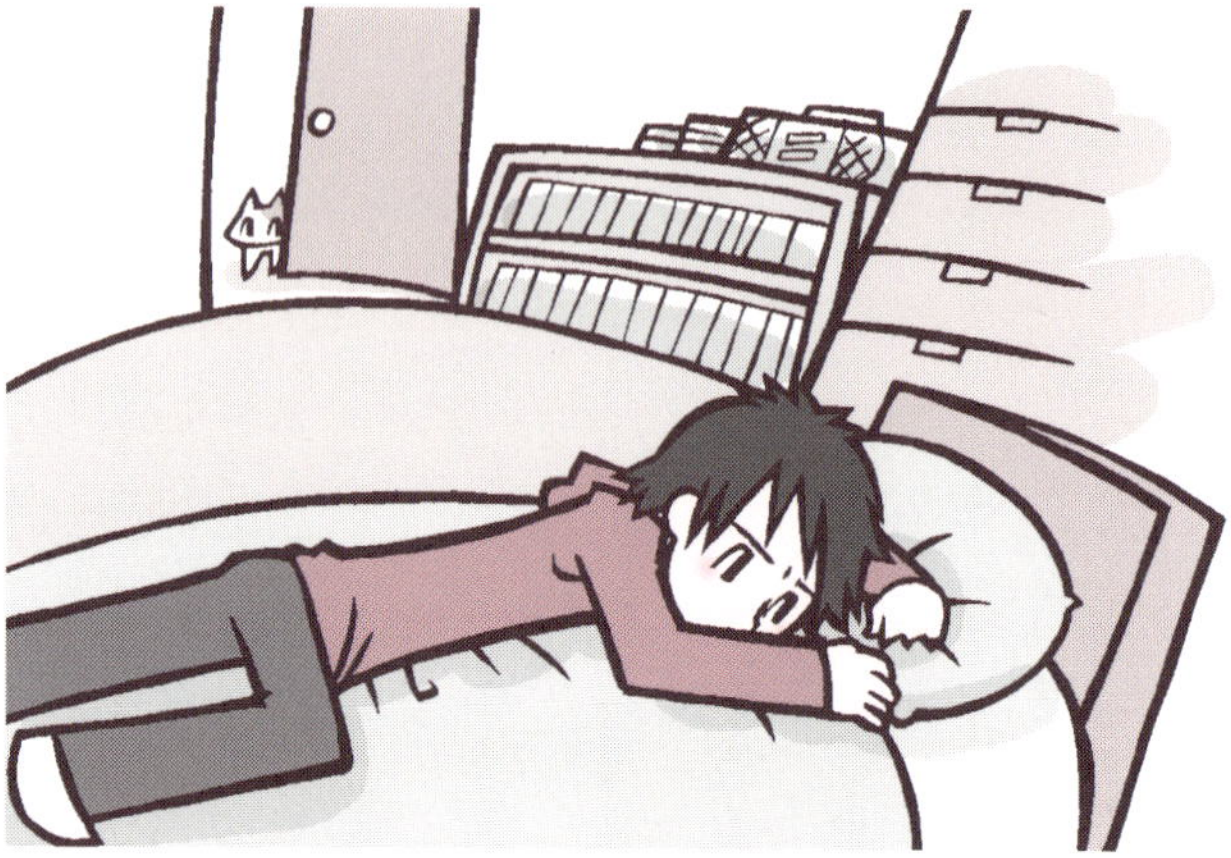

なにごとにもやる気をなくし、ふて寝

失意の原因は、アスペルガー症候群?

　空気が読めない、人間関係に悩む、勉強が複雑になると苦しむなど、このストーリーに登場するエピソードは、アスペルガー症候群の子によくみられる悩みごとです。それらの失敗を減らすためには、アスペルガー症候群の特性を正しく理解することが必要です。

8

家族は不安をつのらせるが、原因がわからない。子どもとの接し方を考えこんでしまう

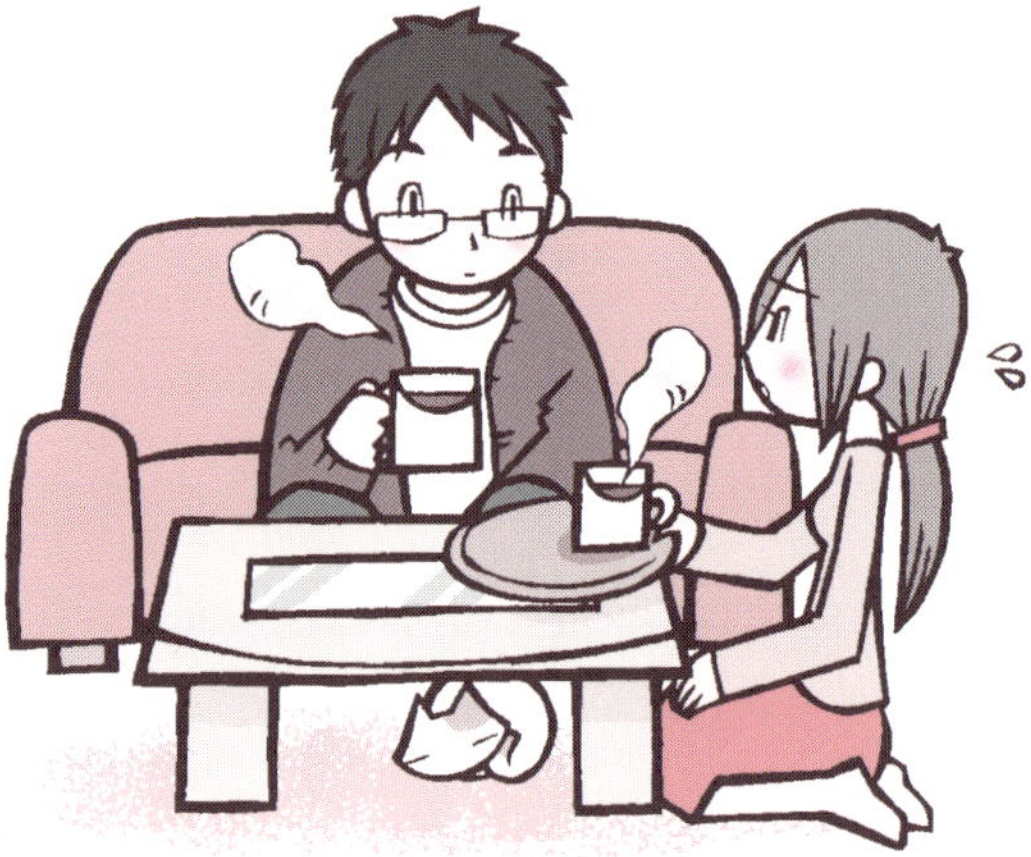

話し合っていくうちに、問題解決の糸口が

ひょっとして、うちの子も……

9

家族が周囲の保護者や学校関係者と相談していくなかで、発達障害のことを耳にした

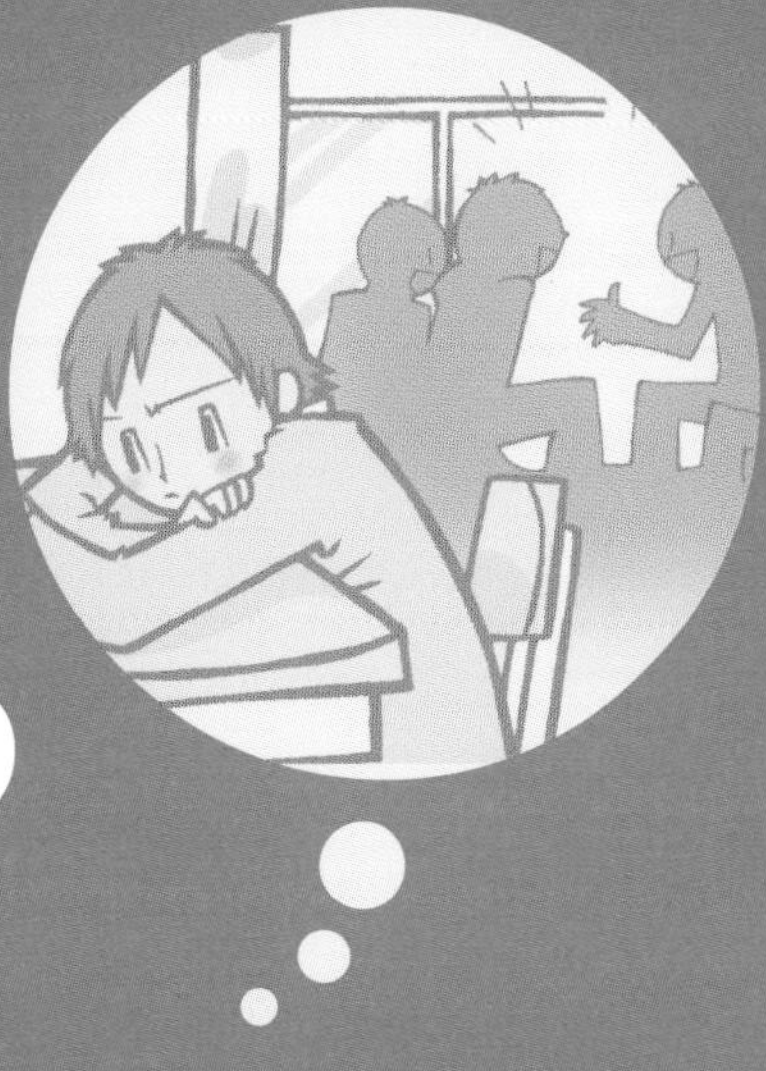

思春期独特の悩みとは

思春期は、人生における「危機」だと言われるほど、悩みが多く、
こころが不安定になる時期です。友達との仲や将来への不安、恋愛、
自分らしいあり方など、さまざまなことに、気持ちが揺れ動きます。
アスペルガー症候群の子は、それらの悩みに向き合うなかで、
自分とほかの子どもたちとの違いに気づきはじめます。
その違和感が劣等感や自己否定的な気持ちにつながらないように、
周囲が適切に対応していくことが、思春期のテーマとなります。

1

三つの特性をもつ発達障害

アスペルガー症候群は、発達障害の一種です。生まれながらに脳機能の発達がアンバランスで、そのために三つの特徴的な性質が現れます。

発達障害とは

発達がアンバランスになる障害のことです。発達が遅れることだと誤解をされやすいのですが、そうではありません。ある点は得意とするいっぽうで、ほかの点は極端に苦手とするなど、得意・不得意が不均衡になります。

発達障害の分類

広汎性発達障害《こうはんせい》

アスペルガー
症候群

高機能《こうきのう》
自閉症《じへいしょう》

自閉症

ほかにもレット
障害などがある

AD/HD

LD

発達障害には、いくつかのタイプがある。アスペルガー症候群は、広汎性発達障害の一種。ほかに衝動性や多動性の強いAD/HD、学習面に困難を抱えるLDなどがある

発達障害は重なることが多い。アスペルガー症候群の人が、AD/HDの特徴である落ち着きのなさをあわせもつことがある。それはあくまで特性で、障害が重いことではない

発達障害は、脳の不均衡さ。本来、
こころや体には障害はない

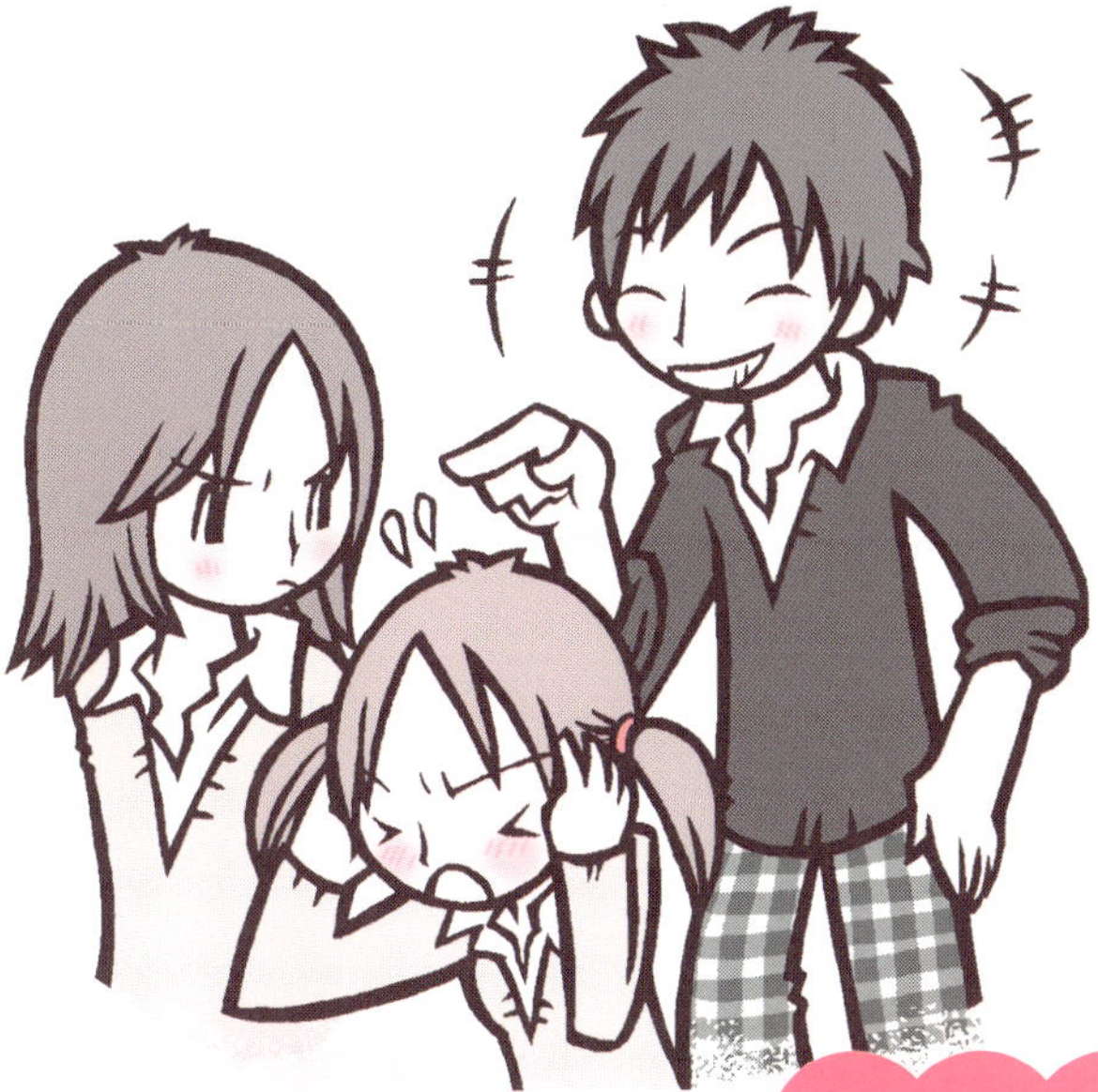

マナーがわからず、女の子の前で下品な話をする。相手が嫌がっていても、それに気づかない

アスペルガー症候群とは

自閉症と同様の特性をもっていながら、知的障害がなく、ことばの発達にも遅れがみられない状態を「アスペルガー症候群」といいます。知的能力の高い自閉症である「高機能自閉症」と似ていて、区別をするための厳密な基準はありません。

三つの特性

想像力

予定外のこと、未知のことを想像する力が乏しい。規則的・計画的な行動や、自分の興味のあることにこだわり、融通がきかない

社会性

社会意識が低い。まわりの子にあわせて行動すること、マナーを守ることに、意識が向きにくい。常識が通じない子だと思われがち

コミュニケーション

言葉は理解しているが、話し相手の意図や身振り手振りをうまく読みとれない。そのため、会話ができているようで、意思がよく通じ合わない

三つの特性のほかにも、特徴がある。知覚や感覚の過敏性、運動能力の不器用なかたよりなどに悩む子が多い

気づかれにくい障害のひとつ

アスペルガー症候群の子は、会話も勉強も、一見、うまくこなしているようにみえます。

実際には、本人が対話のすれ違いや常識が身につかないことに悩んでいることが多いのですが、それがなかなか表に出てきません。

そして、優れた面があるため、周囲が問題に気づいていても、それを重視しない傾向があります。

本人も家族も、自分たちの悩みが発達障害によるものと気づかないまま、暮らしていることが多いのです。そのために対応が遅れ、悩みを深める子が多くいます。

※発達障害についてよりくわしく知りたい方は、健康ライブラリーイラスト版『発達障害がよくわかる本』『自閉症スペクトラムがよくわかる本』（ともに本田秀夫監修）をご覧ください

友達との会話が、かみあわない

アスペルガー症候群の特徴のひとつに、会話がしっかりできているようにみえて、じつは言われたことがよくわかっていないということが挙げられます。

気持ちが通じ合わない

アスペルガー症候群の子は、コミュニケーション面に困難を抱えています。話し言葉やボディ・ランゲージなどを理解する力が弱く、友達と気持ちを通じ合わせるのが苦手です。

コミュニケーションの特性

- 会話が一方通行。自分の好きなことだけを話し続ける。ひとりごとも多い
- 会話の内容をよく理解できない。言葉から相手の意図を正確に推察する力が弱い
- 妙な言い回しをする。自作の言葉や専門用語の多用、不自然な発音などが目立つ
- 慣用句やたとえ話、誇張表現などがわからない。なんでも字義通りに理解する
- 表情の変化や、身振り手振りの意味を読みとれない。自分でも身振りなどはつかわない

コミュニケーションが全般的に苦手

アスペルガー症候群の子は、コミュニケーションをとることが全般的に苦手です。とくに、話し相手の意図を理解することに困難があります。

友達との会話だけでなく、授業中の受け答え、あいさつ、身振り手振りの合図などをする際にも、理解不足から不自然さが生じて、トラブルになりがちです。

仲間同士で密な対話を重ねていく思春期には、それらのトラブルが仲違《なかたが》いやいじめにむすびつく場合もあります。コミュニケーション面の支援を受けることが欠かせません。

「話の通じない子」に

会話のすれ違いを繰り返すうちに、友達から「話の通じない子」だと言われるようになりがちです。とくに思春期には、友達同士の会話についていけず、そのために孤立する傾向があります。

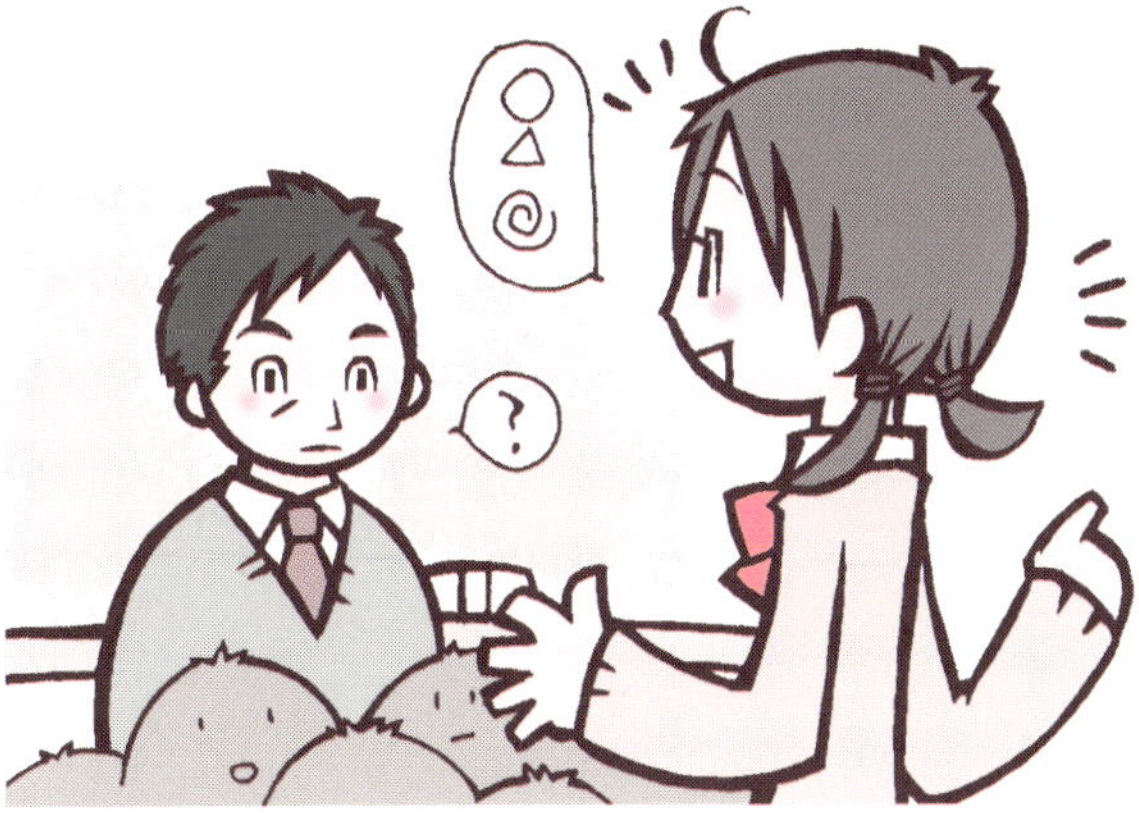

先生から指名され、質問されたときに、見当はずれな答えを返す。おかしな子だと思われる

思春期には

先生の話が理解できない。話の長い授業についていけず、劣等感を抱く

テンポの早い会話や若者言葉が苦手。文脈と無関係な発言で場を白けさせる

友達の意図に気づかず、結果として無視することが多く、嫌われる

生返事をして、あとでトラブルに。友達グループと疎遠になっていく

悪口を言われていないのに、いきなりキレる。怒りっぽいという評判に

本人の気持ち

みんな、いい加減なことばかり言っている。僕は悪くない！

友達も先生も、まわりくどい言い方をすることが多くて、なにを言っているのか、よくわからない。しかも、トラブルをぜんぶ僕のせいにする。僕はちゃんと話しているのに！

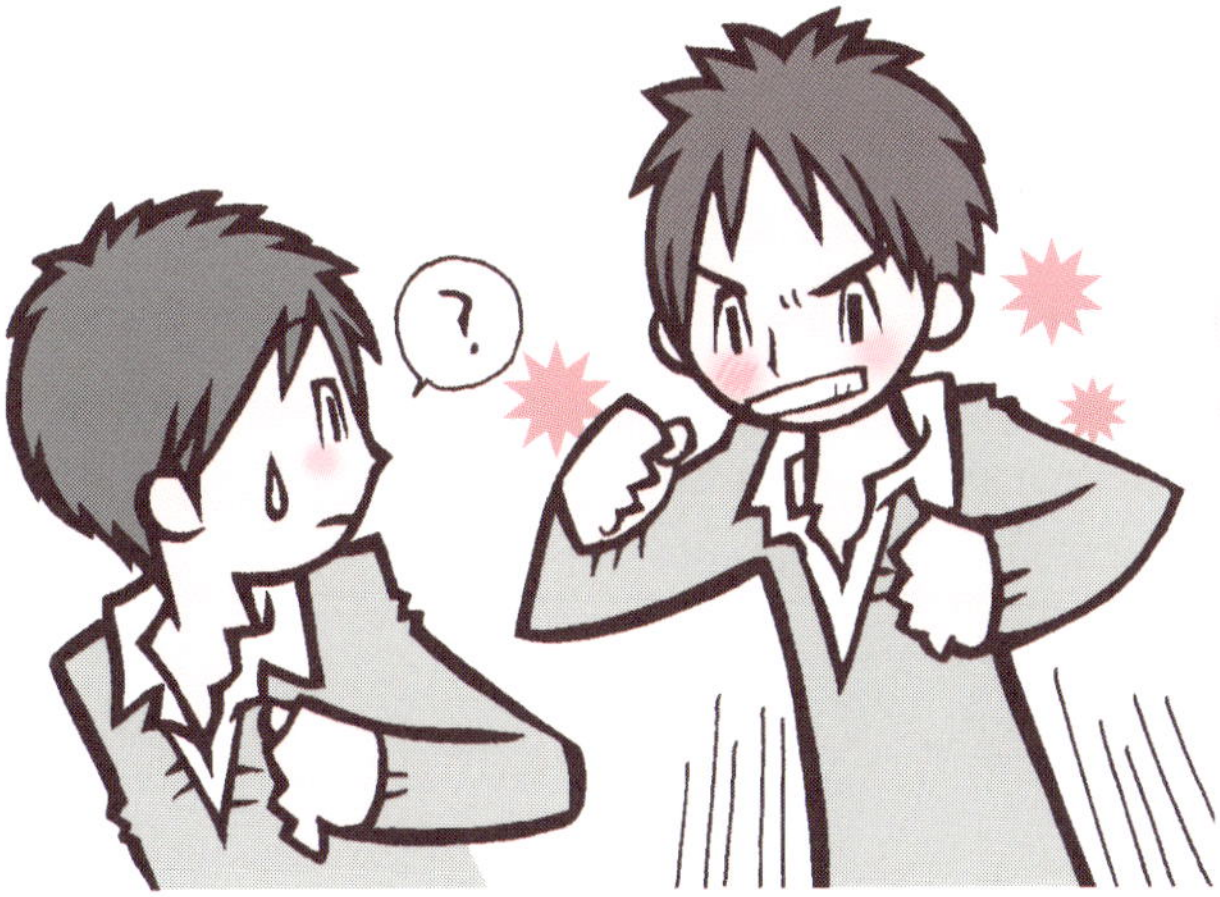

「お前、バカだなあ」という軽口にキレて「僕はバカじゃない！」と叫び、友達を唖然とさせる

ほかの子にあわせて行動できない

アスペルガー症候群の子は、まわりにあわせるのが苦手です。悪意はないのですが、まるで周囲をみず、自分勝手に行動することがあります。

あわせる意識が乏しい

場にあわせるのが苦手なのは、社会性の乏しさがあるからです。アスペルガーの子は、もともと社会意識が低く、想像力の発達が弱いため、まわりに目が向きません。ほかの子にあわせたくないのではなく、意識できないのです。

社会性の特性

人にあわせない。家族や友達の様子をみて、協調することができない

人と共感しない。まわりの子の感情に影響を受けず、独自の感情表現をする

場にあわせない。場の雰囲気を感じとれず、その場にふさわしくないことをする

社会にあわせられない。成長しても、社会常識やマナーが身につきにくい

親の気持ちにあわせない。親の呼びかけに答えたり、親を頼ったりすることが少ない

「特性」とは

発達障害の人には、特有の性質があります。発達障害の特徴は、病気による症状や、心理的なかたよりではありません。生来の性質です。そのため、症状や性格とはいわず、「特性」と呼ぶことが一般的です。

「空気の読めない子」に

社会意識の乏しさから、友達に「空気の読めない子」だと思われてしまう場合があります。思春期の子どもたちはグループをつくり、仲間内の共通性を大切にするものですが、アスペルガーの子にはそれがなかなか理解できません。

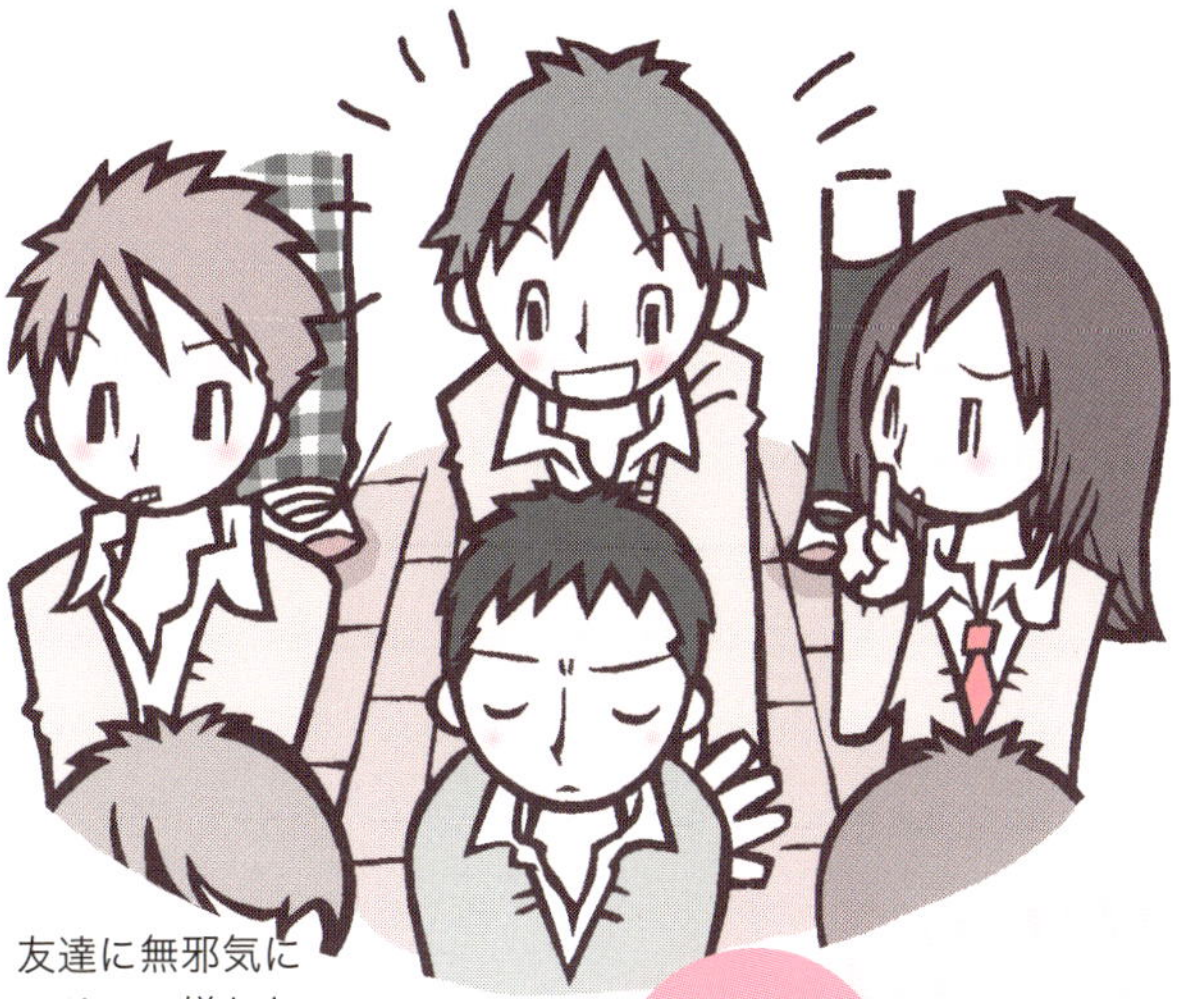

思春期には

朝礼や授業の最中にひとりで騒ぎ、周囲から疎んじられる

朝礼中なのに、友達に無邪気に話しかける。そのせいで嫌われていることが、自覚できない

文化祭などでほかの子が団結しているときに、同調できない

友達付き合いは苦手だが、先生や見知らぬ大人とは親しげに話す

友達にあわせるのが苦手で、どの友達グループにも入れない

人のものを無断で借りてトラブルに。相手との距離感がわかっていない

本人の気持ち

どうして僕は、ほかの子と同じようにできないんだろう？

いつもまわりから、行儀が悪いって叱られる。わざとやっているわけじゃないのに。僕だって、ほかの子と同じようにしたいけど、うまくいかないんだ。僕ばかり怒られて、もう嫌だ！

社会の一員だと意識できていない

社会性の乏しさは、アスペルガー症候群の子どもにとって、生来の特性です。もともと備わっている性質なので、多くの子は、それに対して無自覚です。

彼らは、自分が社会の一員であることや、社会常識をあまり意識していません。そのために、身勝手にみえる行動をとるのです。

まわりがその特性をよく理解して、本人が社会性を意識できるよう、サポートしていくべきです。

こだわりが強い子だと言われる

こだわりの強さも、代表的な特徴のひとつです。自分が興味をもっている物事に固執《こしつ》します。想像力に乏しく、未知のものを受け入れられないのです。

自分なりのルールがある

アスペルガー症候群の子は想像力が弱く、柔軟な考え方をするのが苦手です。なにごともいつも通りに、規則的におこなうようにしていて、それが自分なりの、安心できるルールになっています。

想像力の特性

- 気持ちの切り替えが下手。予定を急に変えると、混乱して活動できなくなる
- 見通しを立てられない。頭のなかで予定を整理したり、先を予測したりできない
- 興味・関心のかたよりが大きい。好きなもの以外は、意識に入ってこない
- 新しいことを嫌がる。毎日同じ時刻に、同じ場所で、同じことをしたがる

ルールを守らないと、不安になる

アスペルガー症候群の子は、人を困らせようとして、物事にこだわっているのではありません。

彼らは、予定外の事態や未知の出来事に対応するのが苦手で、できるかぎりそれらを避けたいと思っているのです。

なにごともいつも通りであることを好み、生活習慣が固定化して規則的になります。こだわりが強くみえるのは、そのためです。

思春期には、生活習慣のかたよりを、友達にからかわれることがあります。こだわりを自覚できるように、周囲が助言や支援をこころがけましょう。

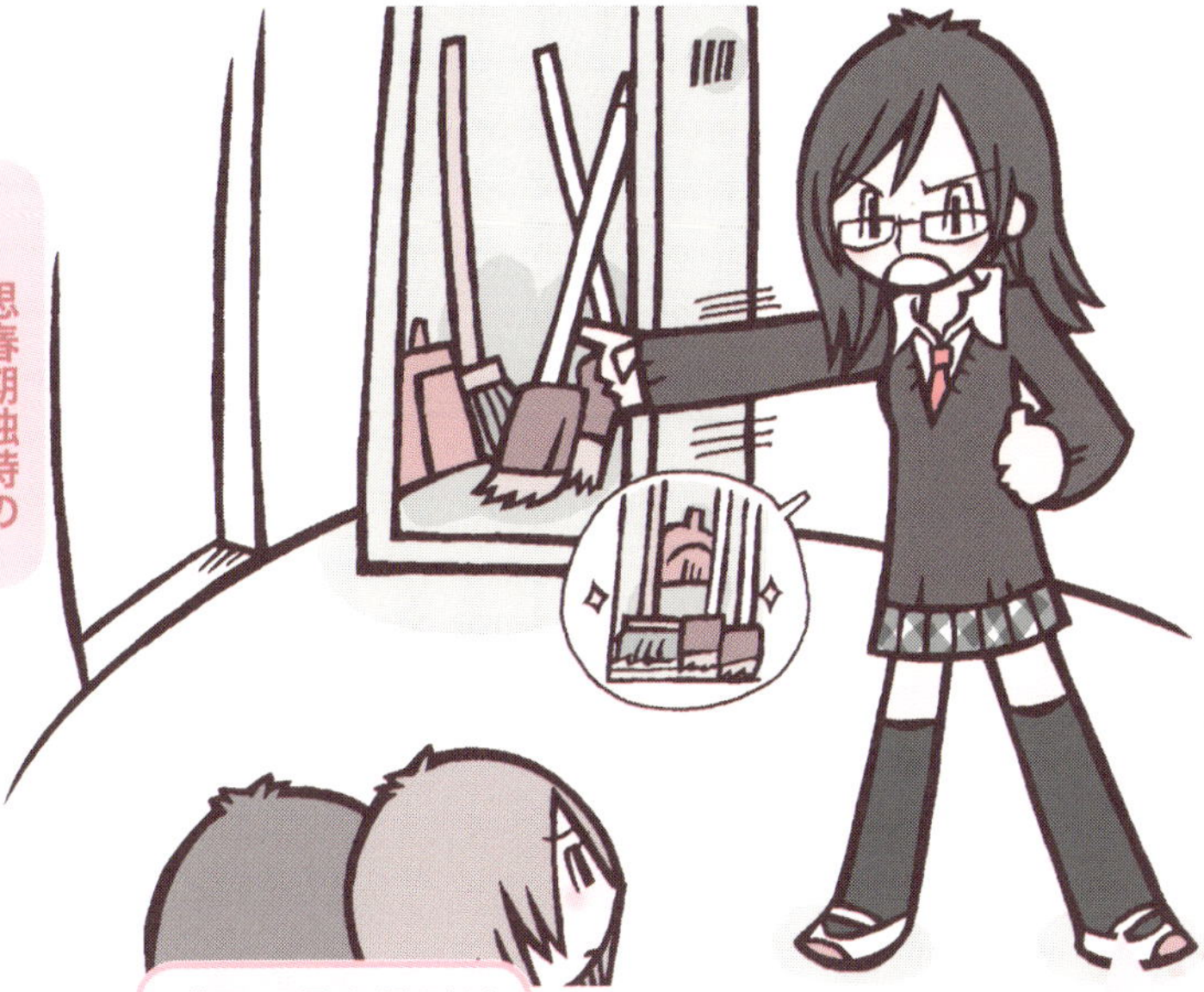

思春期には

「付き合いづらい子」に

こだわりの強さが、友達には不可解な主張ととられ、「付き合いづらい子」だと思われることがあります。アスペルガーの子は妥協するのが苦手で、小さなことで友達と衝突しがちです。

掃除用具のしまい方に独特のこだわりがあり、そのせいでクラスメイトと口論になる

- 道具の置き場所がほんの少しずれただけで、友達を非難する
- 規則や本で学んだ知識にとらわれ、友達の意見を聞かない
- 旅行や合宿、臨時休校など、非日常的なことに混乱しやすい
- 毎日、同じ道順で登下校しないと、気分が悪くなる
- グッズのコレクションが好きだが、まわりに理解されない

電車グッズを友達に自慢したがる。ほかの子が自分とは趣味が違うことに、気づかない

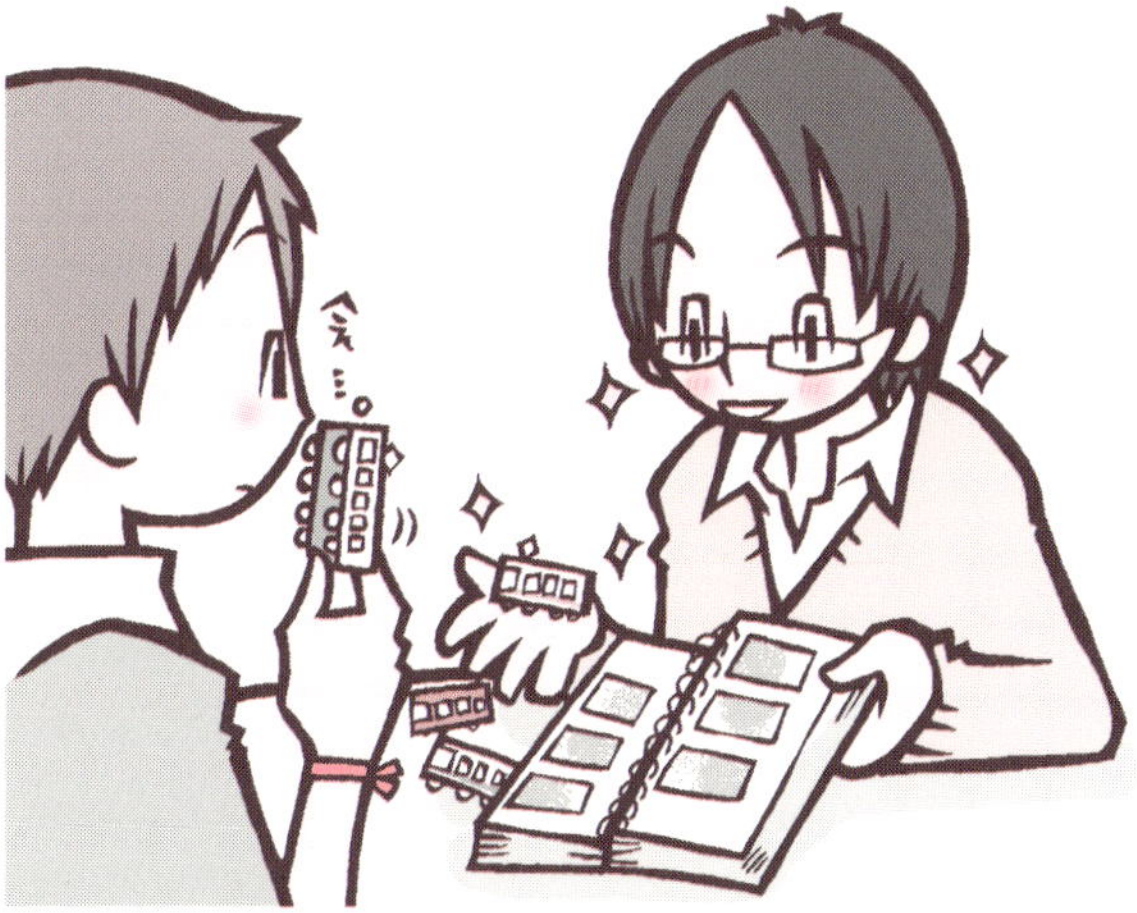

本人の気持ち

なんで私ばかり、くどくどと文句を言われなきゃいけないの！

道具をきちんとしまうのも、いちばん近い道順で帰るのも、いいことじゃない。なんでみんな、私に文句を言うのかしら。こだわりって悪いこと？　みんなのほうがおかしいわよ！

心身ともに成長する一〇～一八歳ごろ

思春期とは、子どもが第二次性徴をむかえ、大きく成長する時期のことです。小学校高学年から高校卒業くらいまでをさすのが一般的です。

発達の流れ

心理学者のエリクソンは、人間の心理的・社会的な発達の流れを、いくつかの時期にわけて説明しています。その区分のうち、学童期と青年期に当たるのが、一般的に思春期といわれる時期です。

乳幼児期

保護者、人間への基本的な信頼感をもつのが、最初の発達段階。その後、自律性が育っていく

0～6歳ごろ

思春期のはじまりを12歳ごろとする定義もある

12　9　6　3　0（歳）

学童期

親子関係だけでなく、友達との関係に意識が向きはじめる。友達と共感したり、友達から学んだりする

6～14歳ごろ

学童期を児童期とする考えや、幼児期をこまかく分類する考えもある

思春期に明確な区分はない

発達段階の分け方には、さまざまな考え方があります。心理学者によって、年齢区分も期間の名称も、異なります。ここで紹介しているのは、一例です。

実際、思春期という言葉ひとつとっても、いくつもの定義があります。思春期を前期・後期に分けて考える理論や、一二歳前後とする理論などがあり、限定的な区分は存在しません。

大切なのは、子どもが大きく成長をとげていく時期だということ。年齢や用語にとらわれず、子ども本人の発達にあわせた支援をすることが望まれます。

学童期から青年期にかけての成長期

思春期は、子どもが心身ともに質的変化をともなって、大きく成長する時期です。自意識のめばえや、人間関係の複雑化などによって、悩みが深まる時期でもあります。

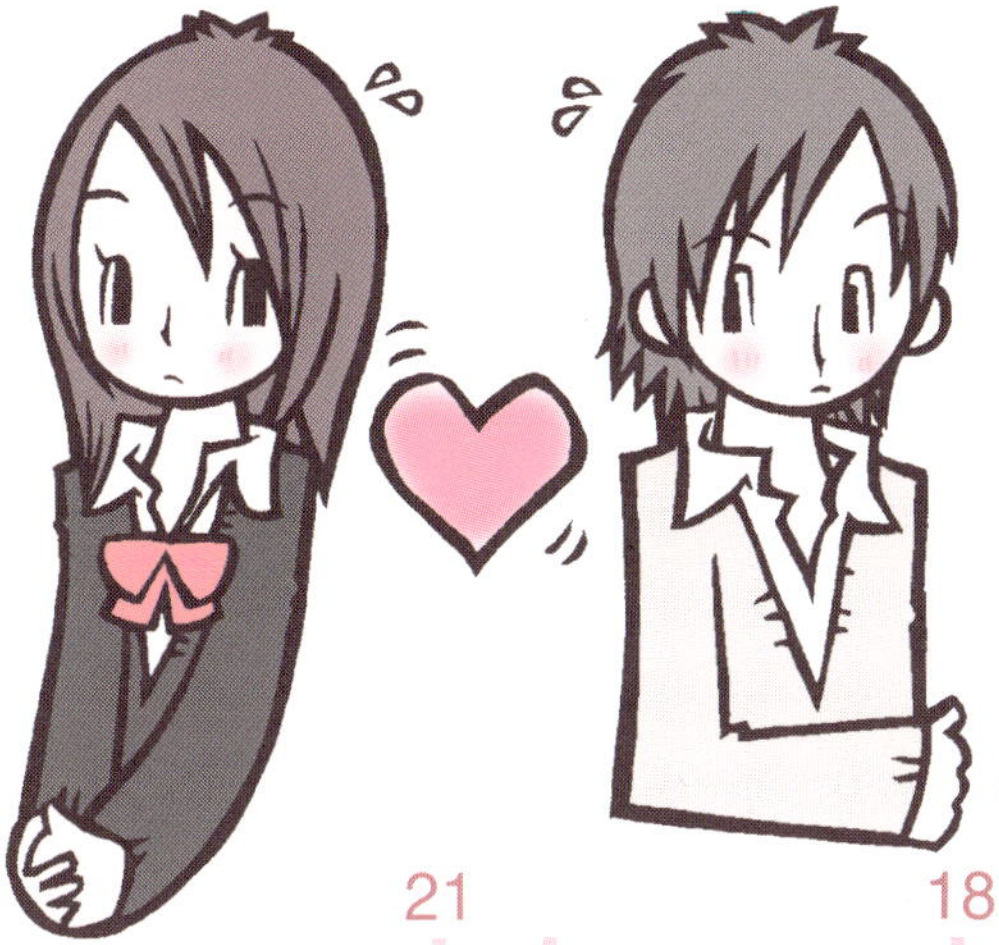

異性との関係を意識しはじめて、こころが大きく揺れ動く

思春期

第二次性徴の前後。自己を形成するとともに、異性や友達との密接な関係を築きはじめる。広義では、10代全体をさす

10〜18歳ごろ

24　21　18　15

成人期

家族をもち、他者への親密性を抱く。また、社会的に価値のある仕事に、打ちこむようになる

20歳以降

青年期

アイデンティティが確立される。自分を客観的にみて、他人と比べるようになる。自意識が強くなり、自分の役割に気づく

14〜20歳ごろ

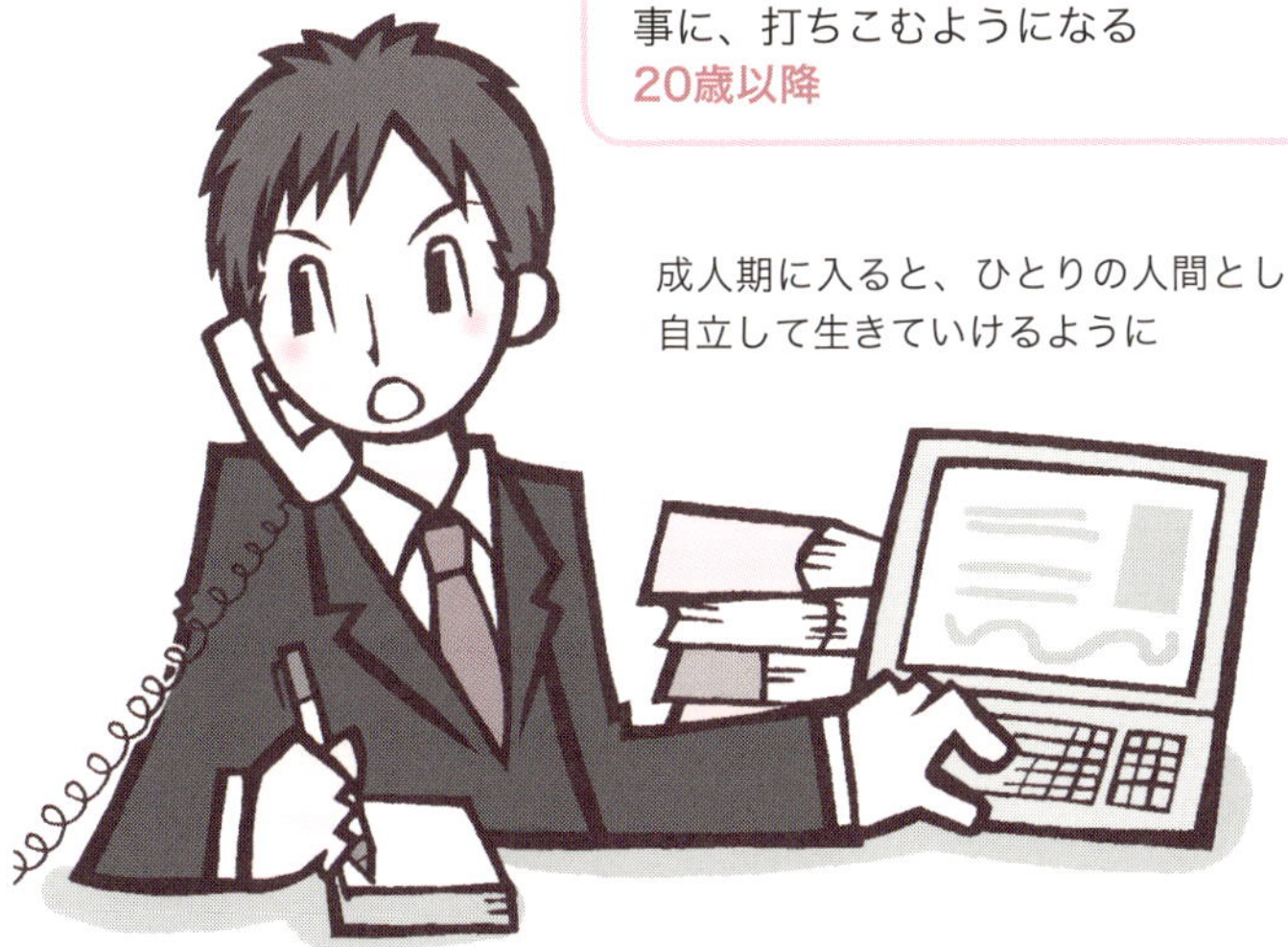

成人期に入ると、ひとりの人間として自立して生きていけるように

※成人期以降のアスペルガー症候群について、よりくわしく知りたい方は、こころライブラリーイラスト版『大人のアスペルガー症候群』(佐々木正美・梅永雄二監修)をご覧ください

自分は「ふつう」じゃないと感じる

思春期になると、誰しも自分と他者との違いが気になりはじめるものです。アスペルガー症候群の子は、そのとき、自分の異質性に気づきます。

自分らしさがわかりはじめる

一〇代なかばに入ると、子どもは「自分とはなにか」ということを意識しはじめます。

こころも体も大きく成長しはじめ、自分とまわりの子との違いがみえてくるからです。理想と現実のギャップに気づき、悩みながら自己を形成していきます。

それは誰しもがたどる道ですが、アスペルガーの子にとっては、より困難な歩みとなります。

彼らは自己をみつめるとき、必ず障害に直面します。それを受け入れるのは、簡単なことではありません。ですから思春期には、あたたかい支援が必要なのです。

思春期の一般的な変化

思春期には、自我がめばえはじめます。体が男性的・女性的に変化しはじめるのにつれて、精神的にも成長していきます。自己を意識するのが、もっとも大きな特徴のひとつです。

- 自己を客観的にとらえはじめる。他者と比較する
- 第二次性徴をむかえ、身体的に変化・成長する
- 人間関係や将来に対して、悩み・不安を抱く
- 自己主張をはじめ、親離れをしはじめる

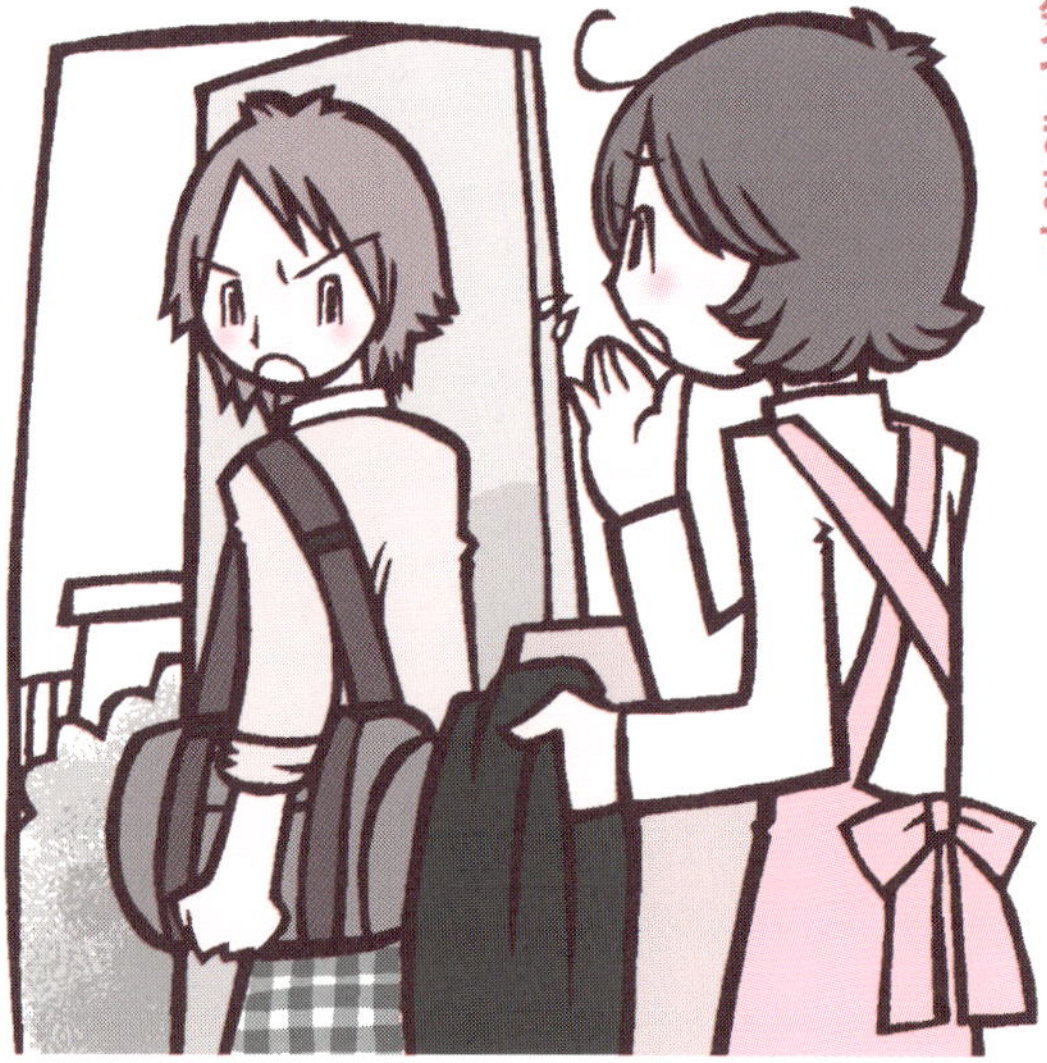

母親が心配して「上着をもちなさい」と言っても、素直にしたがわず、文句を言う

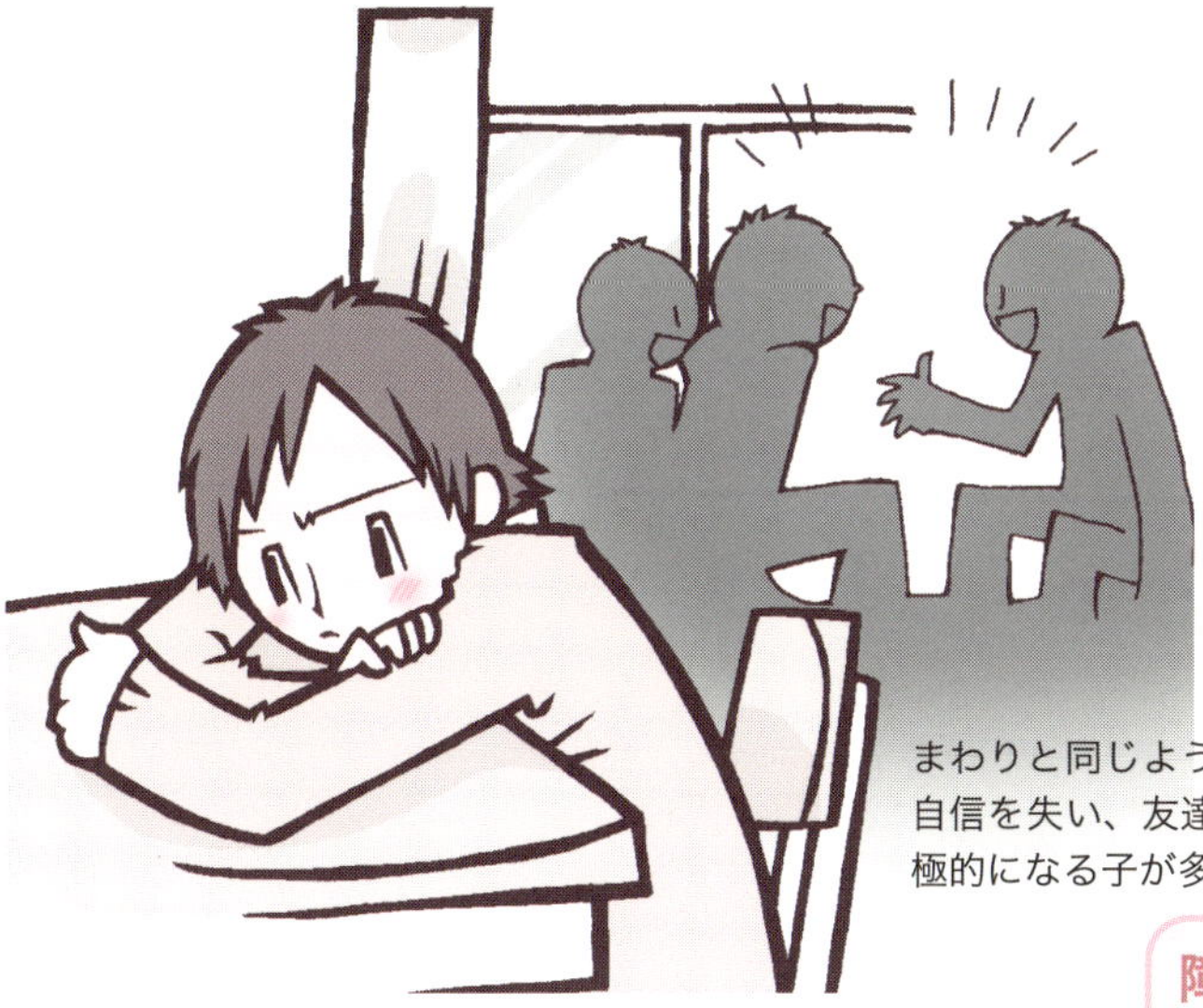

発達障害特有の変化

発達障害の子どもは、思春期に入って自意識が強くなると、自らの特性に目が向くようになります。それまでの周囲の理解や支援のあり方で発達障害に気づく子、自分はダメな人間だと悲観的になる子など、反応はさまざまです。

まわりと同じようにできなくて自信を失い、友達付き合いに消極的になる子が多い

障害に気づく

人にできて、自分にできないことを認識する。自分の弱点が障害によるものだと気づく

体の変化に悩む

第二次性徴を理解できず、身体的な成長に拒絶反応を示す。困惑して、自傷行為をする子もいる

自己否定的になる

自分には「ふつう」の生き方ができないと思いこみ、悲観的になる。なにごとにも消極的に

援助が不足する

親離れをすると、それまで無意識に受けていた支援が途絶え、混乱することが急激に増える

自己同一性の混乱

「ふつう」になれない自己を否定しはじめる。偽名を使って別人になろうとすることさえある

「自己同一性」とは

アイデンティティという英語の日本語訳です。非常に複雑な概念ですが、簡潔にいうと「自分らしさ」のようなものです。

自己をきちんともち、他者との違いを認識することを「自己同一性を確立する」といいます。

Column

「障害」を認めたくない気持ち

アスペルガー症候群の子は、自分に苦手分野があることや、その対処法は理解できても、それを「障害」だと認めたくないという気持ちをもっています。「特性」だと考えるのがよいのです。

頭で理解できても、こころが受け入れない

アスペルガー症候群の子にとって、自分に発達障害があると認めるのは、難しいことです。本を読めば、優れた特性があることを理解できますが、こころで受け入れることは、なかなかできません。

とくに思春期には、「障害」という言葉に強いショックを受け、ほかの子より劣っていて、同じようには生きられないと悩むことがあります。

周囲の人は、本人が障害認知に苦しんでいることを、まず理解しましょう。そして、障害の有無や認知にこだわらずに、長短のある特性に目を向け、対応していってください。それが、本人の苦しみをやわらげ、意欲的に生きることにつながっていきます。

「障害」があることに傷つく。自己否定的になってしまう

家族や教師から、「害」ではない特性を、じっくり語りかける

欠点ではなく、違いがあるだけで、一般より優れた面があることを理解していく

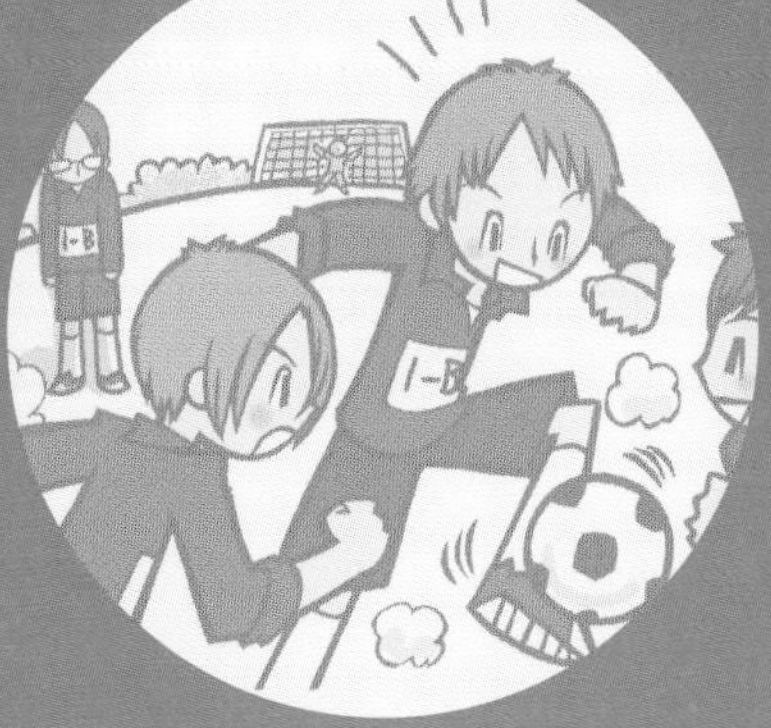

友達と対等に付き合いたい

アスペルガー症候群の子どもは、思春期になり、
自意識がめばえると、友達と自分との違いを気にしはじめます。
人にできることが自分にはできず、そのために劣等感を抱きがちです。
まわりの子と対等に、友達として付き合いたいのに、
どうしてもうまくいかない。それが大きな悩みです。

2

自分は人より劣っていると思いこむ

幼いころには気にならなかった、友達と自分との差が、思春期になると気になりはじめます。人との違いを欠点だと感じ、劣等感を抱きがちになります。

悩みの例

なにごとにも消極的なAくん

小学校のころは活発な男の子だったAくん。中学に入ってからは、勉強も友達付き合いもうまくいかず、自信をなくして、すっかり消極的に。ひとりでいることがほとんどです。

「どうせうまくいかない」と思っていて、みんなが楽しんでいるスポーツも、楽しめない

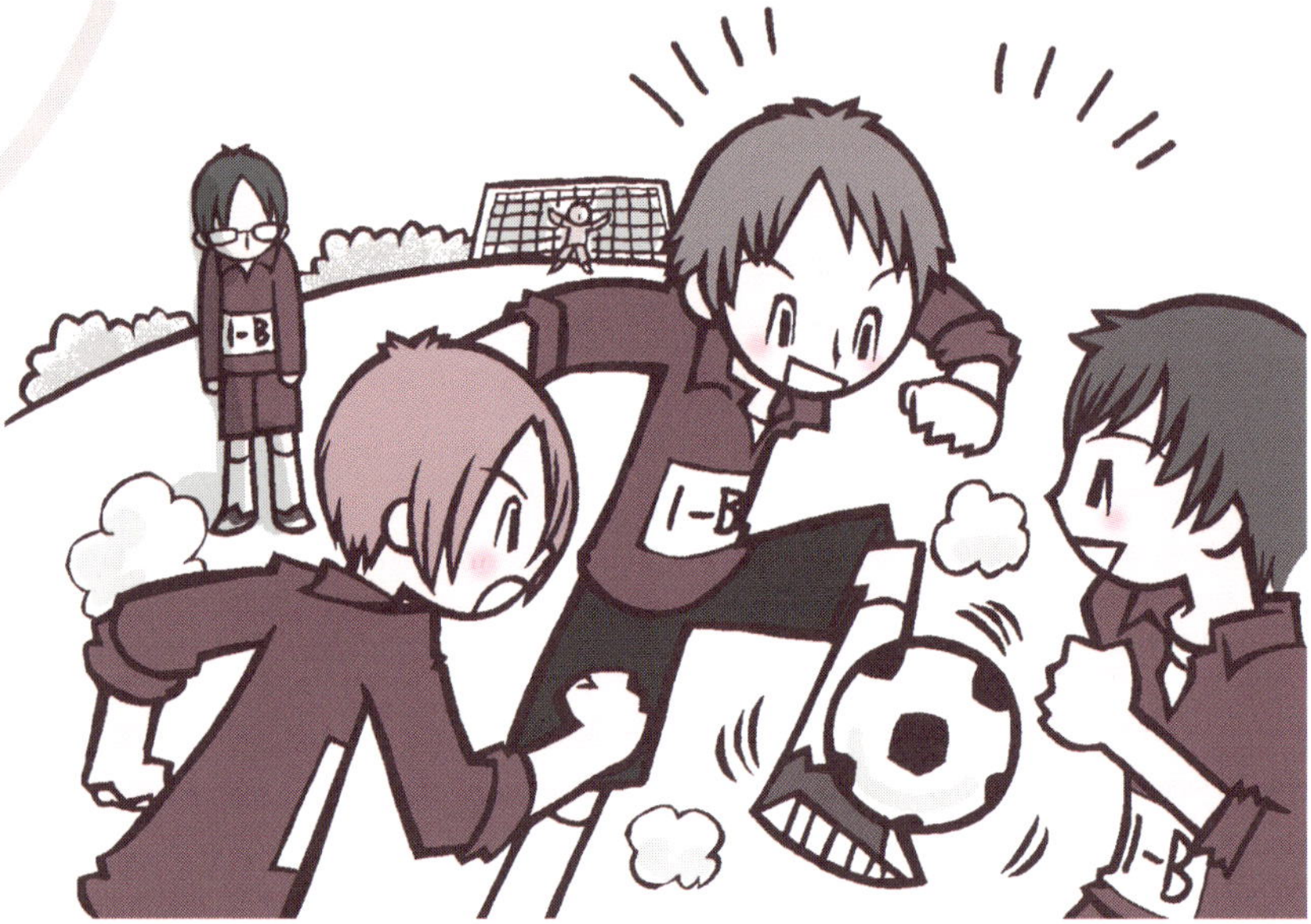

本人の気持ち

失敗してばかりで、もう嫌だ！

失敗体験を重ねるうちに、自分の弱点に気づき、劣等感を抱いたり、投げやりな考え方をしたりする

自分はバカなんだ、ダメ人間だ

笑われるから、なにもしたくない

自分と友達を比べてみている

アスペルガー症候群の子は、友達に対して劣等感を抱いてしまうことがよくあります。特性があるために、友達と同じように活動することができず、それを自分の欠点だと考えるのです。

その自覚が、特性の優れた面への理解にも結びつき、適切な自己像の確立につながればよいのですが、それは大きな課題です。自分が劣ってなどいないのだと、理解し自覚するのが第一歩です。

人との違いが気になる

思春期には、どうしても人のことが気になるものです。気にするなと言っても、難しいでしょう。気になる「違い」を、どうとらえるかが問題です。

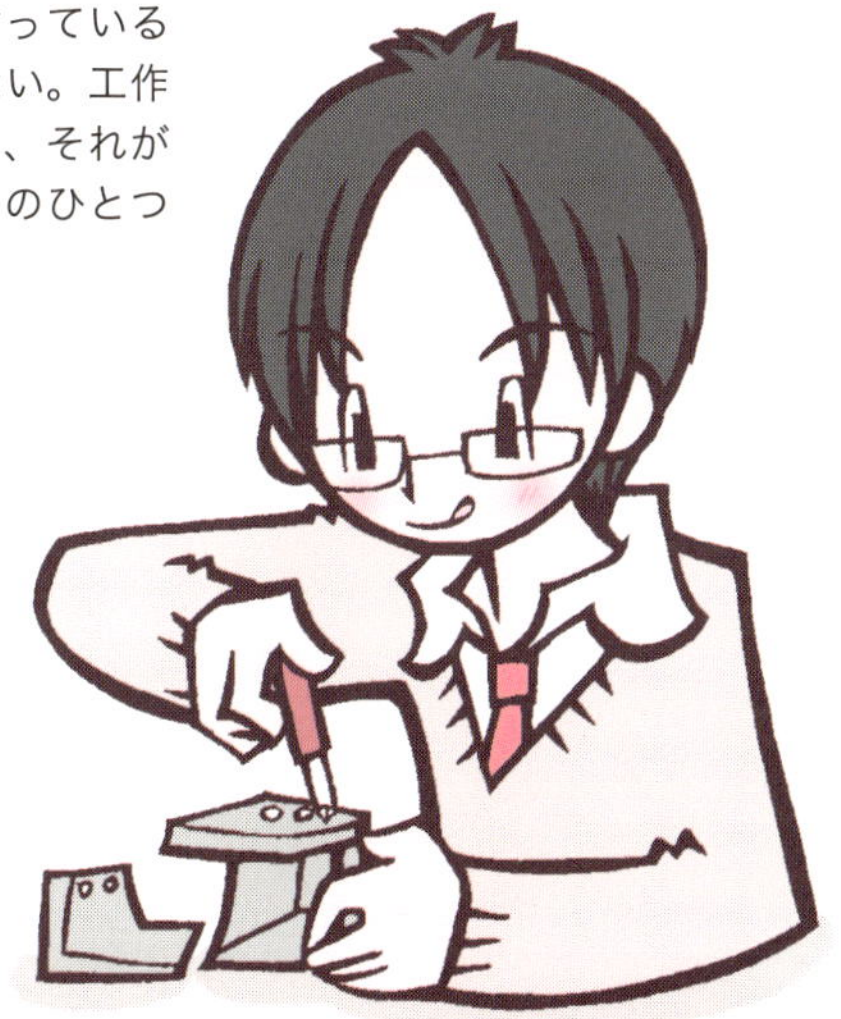

すべてが劣っている人などいない。工作が得意なら、それが自分らしさのひとつになる

悩みの背景

人と同じようにできないことへの無力感

悩みごとの背景には、一部の勉強や運動への苦手意識、無力感がある。特性があるために、文章題やスポーツの複雑なルールなどが理解できず、まわりについていけなくなる

無力感をつのらせ、ふさぎこむ子がいる。放っておくとうつ病などになることも

どう考えるべきか

違いであって、優劣ではない

自分と友達との相違点を、優劣ではなく、性質の違いとしてとらえる。そのうえで、自分の得意な点にも目を向ける。苦手な点が気にならなくなっていく

人の意見に耳をかそうとしない

思春期には誰でも自意識が強くなるものですが、アスペルガー症候群の子は、自分の考えや正しさにこだわって、主張がはげしくなることがあります。

本人の気持ち

僕は重要なことを話しているんだ！

もともと他者の考えに配慮できない特性がある。それに加えて、思春期には自己主張や正論を重視しがちになる

正しいことを伝えるべきだ

意見をしっかり述べなければ！

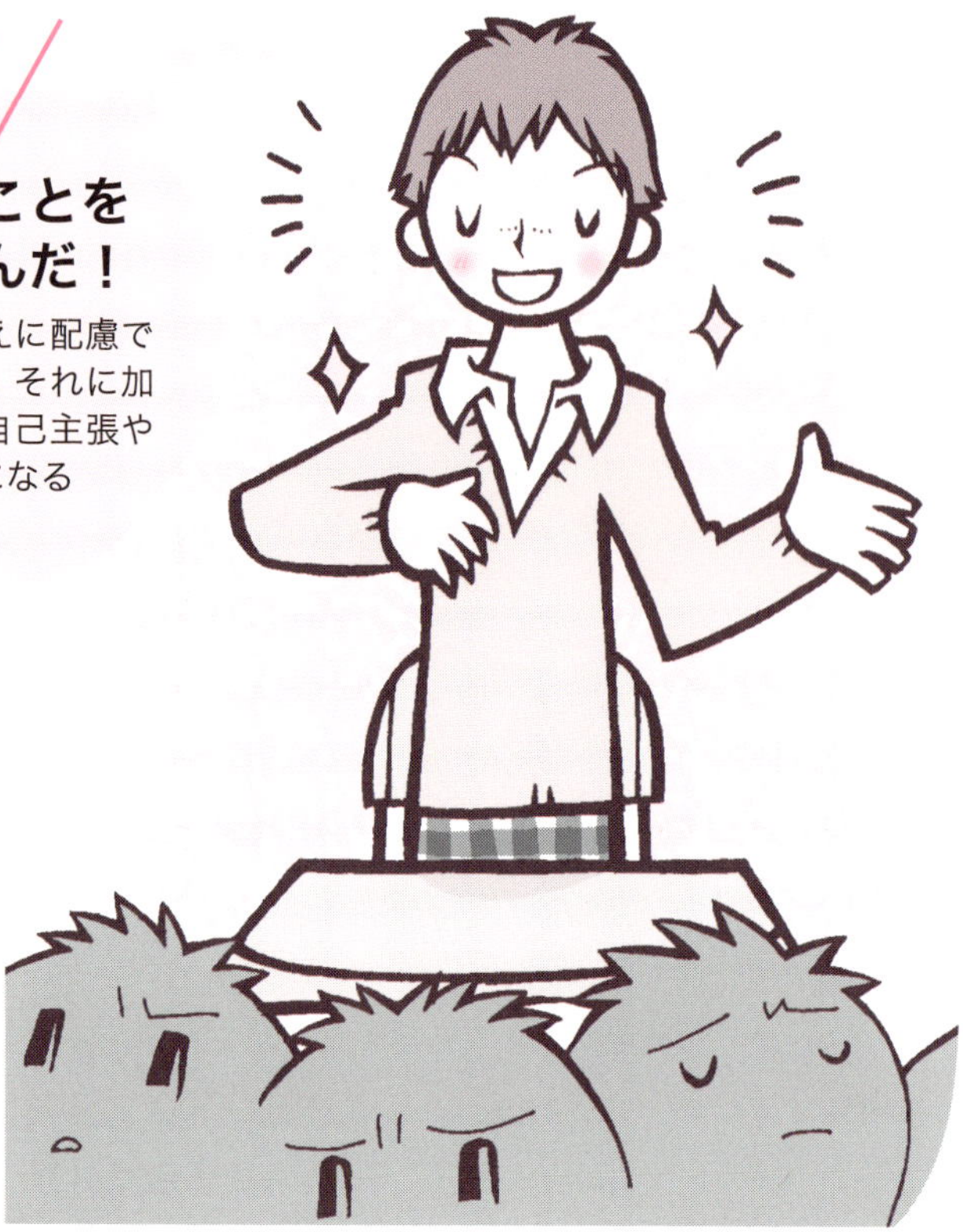

ホームルームの時間をすべて、自分の意見を主張するために使う

悩みの例

意見交換ができないBくん

Bくんは素直で正直な少年です。ただ、あまりにも真面目なため、いつも正論をふりかざして譲らず、意見のやりとりができません。まわりには融通のきかない子だと思われています。

反対意見にキレてしまう

正論を過信していて、自分と異なる意見を許せないBくん。他人が自分と違う考え方をしていることに、思いがいたりません。点数かせぎだと非難されて、さらにキレてしまいます。

自分勝手な態度にみえる

人の話を聞けなかったり、聞いても無視していたりすると、まわりの子に、自分勝手な子だと思われてしまいます。

アスペルガーの子本人にその気がなくても、自意識が強く勝手な子という評価になりがちです。それが友達関係に影響します。

そうした不幸な誤解をさけるためには、自己主張をひかえめにする必要があります。人の話を聞く練習をして、話し合いの仕方を実践的に学んでいきましょう。

自分しか意識していない

アスペルガーの子は、ほかの人に共感することが苦手です。自分の考えと、興味のあるものにしか、意識が向きません。それがまわりには自意識過剰だと言われたり、わがままだととられたりします。

悩みの背景

人の考えに興味をもてない

社会性に乏しく、他人の気持ちや考えに意識が向かない。また、想像力の弱さがあり、最初に思いついた考え方にこだわりがち

話し言葉の理解が遅い

話し言葉の聞きとりを苦手とする特性がある。人の話を聞いていても、それが頭に入らない。結果として、話を聞いていないことになる

対話に参加させてもらえなくなっていく。仲間はずれになる

どう考えるべきか

興味がなくても、話を聞く

聞くことが苦手な場合には、聞く姿勢だけでも示させる。ひとりで話し続けることを反省できれば、周囲のみる目が変わってくる

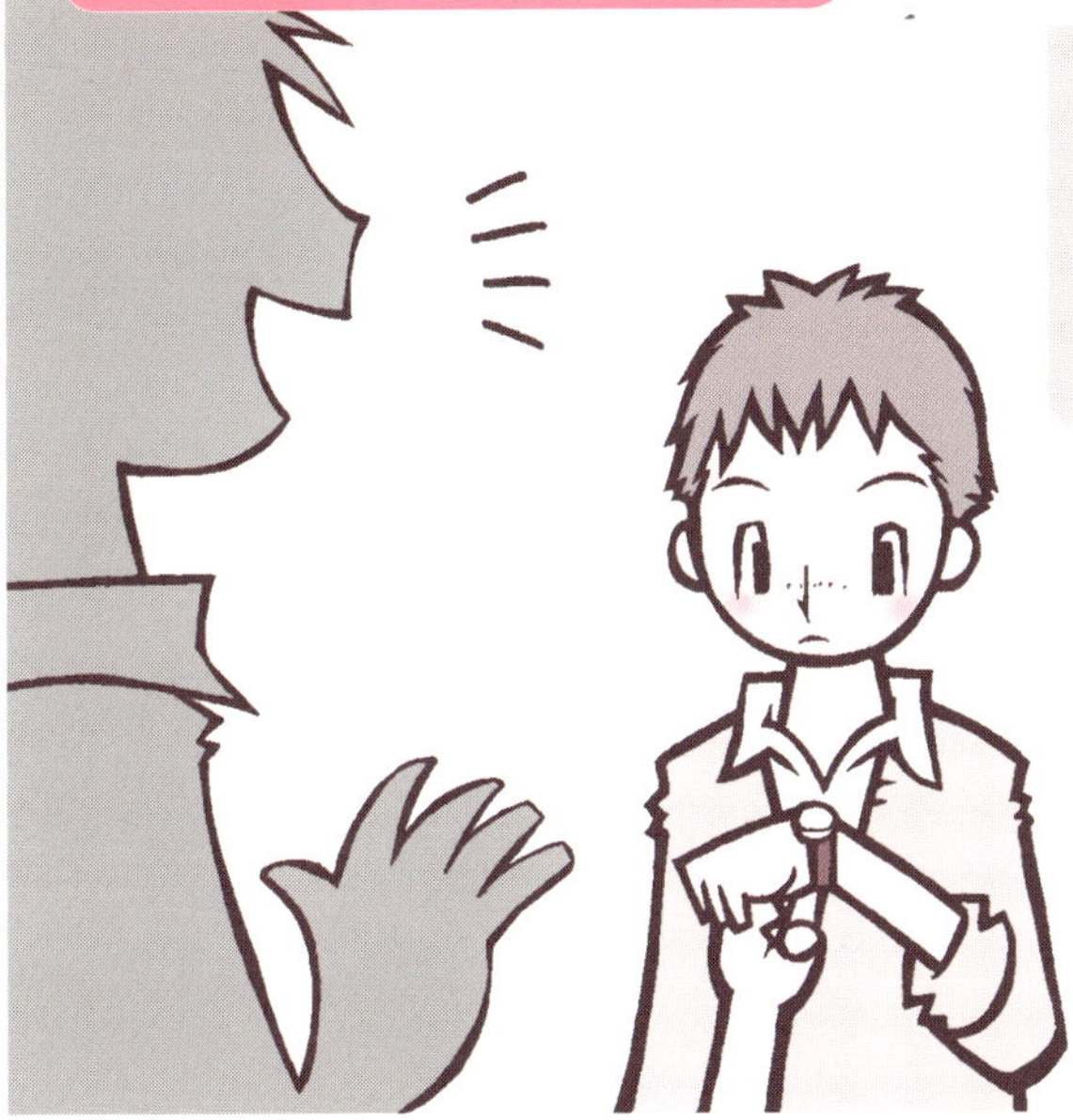

自分が話す時間、人が話す時間を具体的に区切ると、自然と話を聞けるようになる

友達グループに入れなくて戸惑う

思春期には、親しい友達との間に強い仲間意識がめばえ、グループ単位での行動が増えます。アスペルガー症候群の子は、その流れに乗りきれない傾向があります。

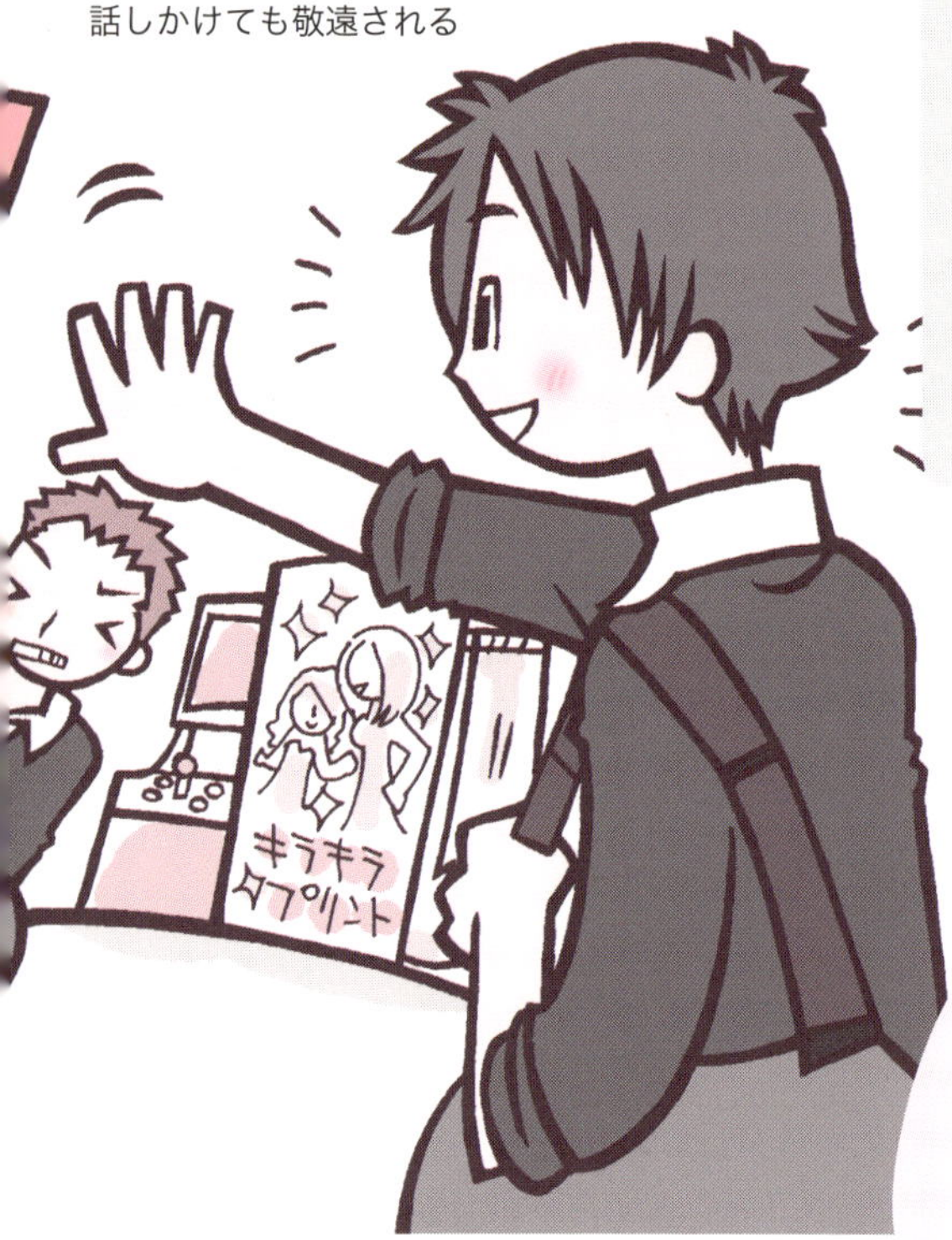

話しかけても敬遠される

悩みの例

グループ行動ができないCくん

Cくんは、いつもマイペースです。興味のおもむくままに行動していて、友達を置き去りにすることもしばしば。グループ単位での活動が苦手なのです。

本人の気持ち

なぜか僕には友達ができない

本人は、自分がマイペースだと気づいていない場合が多い。自分のせいではなく、まわりが意地悪をして、仲間はずれにしていると考える

どうしてみんな、すぐに怒るんだろう

グループでいると、ストレスがたまる

友達ができないわけがわからない

アスペルガー症候群の子は、幼児期や学童期には、同年代の子のなかですごせています。複雑な人間関係がなく、多少マイペースでも許されるからです。

理不尽な思いを抱く

グループに入れてもらえず、無視されたり、仲間はずれにされたりすれば、当然傷つき、戸惑います。自分だけが不当な扱いを受けていると訴える子もいます。

悩みの背景

どのグループにもあわせられない

グループ行動ができない原因は、趣味や相性があわないからではない。社会性が乏しく、人の気持ちに配慮できないことが要因となっている場合が多い

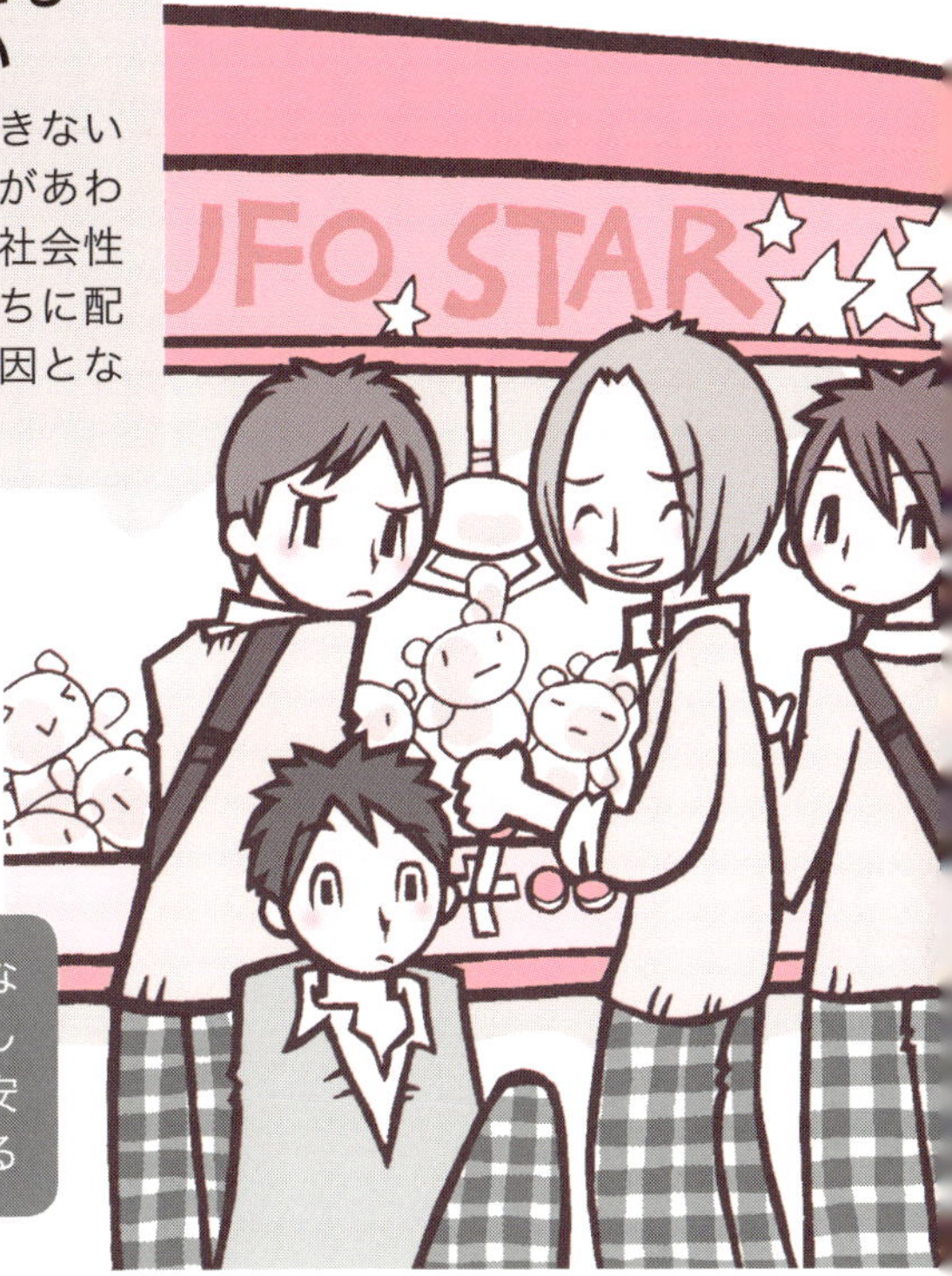

グループに入れないことを気にして、精神的に不安定になる子もいる

どう考えるべきか

無理に仲間をつくらない

グループ全員に気をつかうのは難しい。集団行動をするとストレスがたまる。グループにこだわらず、理解のある親友と、無理のない範囲で付き合っていく

それが中学校、高校と進むうちに、変わっていきます。互いの気持ちを察し合うような友達付き合いが、できないのです。

まわりが仲間意識やグループの協調性を気にする時期に、マイペースにしているため、仲間はずれになりがちです。しかも、本人は自分のどこが悪いのか、なかなか気づきません。

いじめとアスペルガー症候群

アスペルガー症候群の子は、友達グループからいじめられたとき、抵抗したり、大人に被害を訴えたりせず、されるがままになっていることがあります。

彼らは社会性に乏しく、いじめの不当性や、いじめる側の悪意がよく理解できないのです。ひどい状況だと気づかず、そういうものだと受け入れてしまいます。不幸な関係にならないよう、よく注意して見守ってくれる人が必要です。

アドバイス

ひとりでいたい気持ちも尊重しましょう

なぜか？　アスペルガー症候群の子にとって、集団行動をするということは、ただそれだけでも強いストレスになるからです。

ケーススタディ

Cくんの場合

グループ行動にストレスを感じやすいCくん。学校生活は、彼にとっては苛酷なもの。一日登校するだけでヘトヘトになってしまいます。

1

運動や実習の授業をするとき、まわりの子とうまく協力できず、トラブルを起こしてしまう

Cくんは応用が苦手。友達の様子をみて自分の役割を調整し、協力して課題にとりくむのは、彼にとっては大仕事

友達グループに慣れた頃には、もう新学期。クラス替えでまた混乱する

2

みんなと仲良くしているつもりだが、なかなか友達が増えない。休み時間に誘ってもらえない

会話の内容が頭に入らず、人の顔を覚えるのも不得手。そのため、周囲の子との相互交流ができない

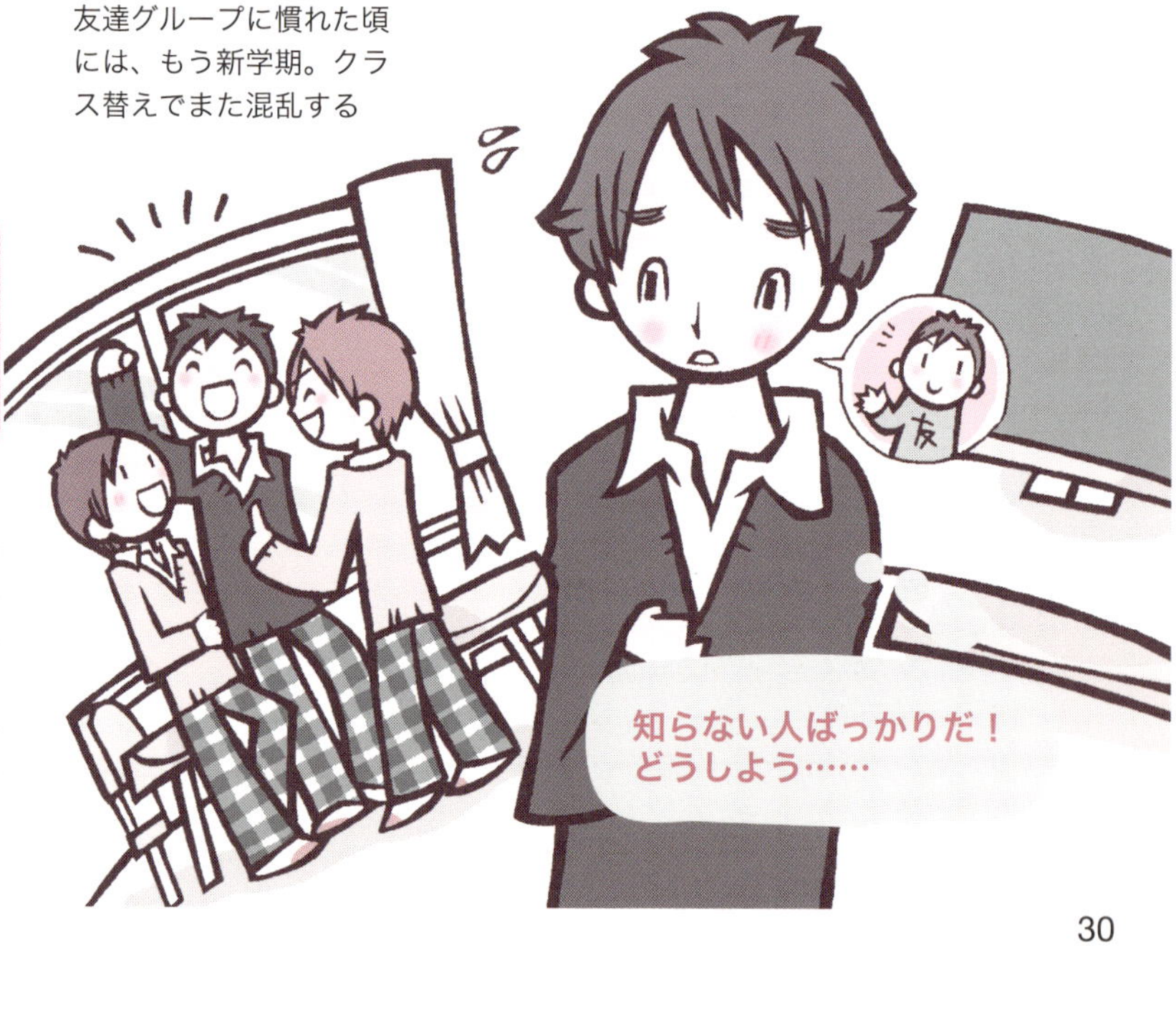

集団行動は彼らをひどく消耗させます

アスペルガー症候群の子は、自分のペースで暮らすことを望んでいます。人にあわせて妥協するのは、彼らにとって苦痛です。

彼らは、学校や塾などで集団行動をしていると、まわりに力を吸いとられるようで疲れると言います。社会性に乏しい彼らが周囲にあわせて生活すると、それだけ消耗するということです。

ひとりでいる安らぎを理解してください

アスペルガーの子に友達付き合いを強要するのは、けっして本人のためになりません。

まわりから求めるのではなく、本人がしたいと思う範囲で、無理なく交流していけばよいのです。

また、それと同時に、ひとりでいる時間も大切にしてあげてください。

3

放課後になり、家に帰ってくる頃にはいつも疲労困憊《こんぱい》。宿題を終わらせないで寝る日もある

Cくんの能力は不均衡。会話や課題を理解するのに、人よりも時間がかかる。そのぶん、疲れもたまりやすい

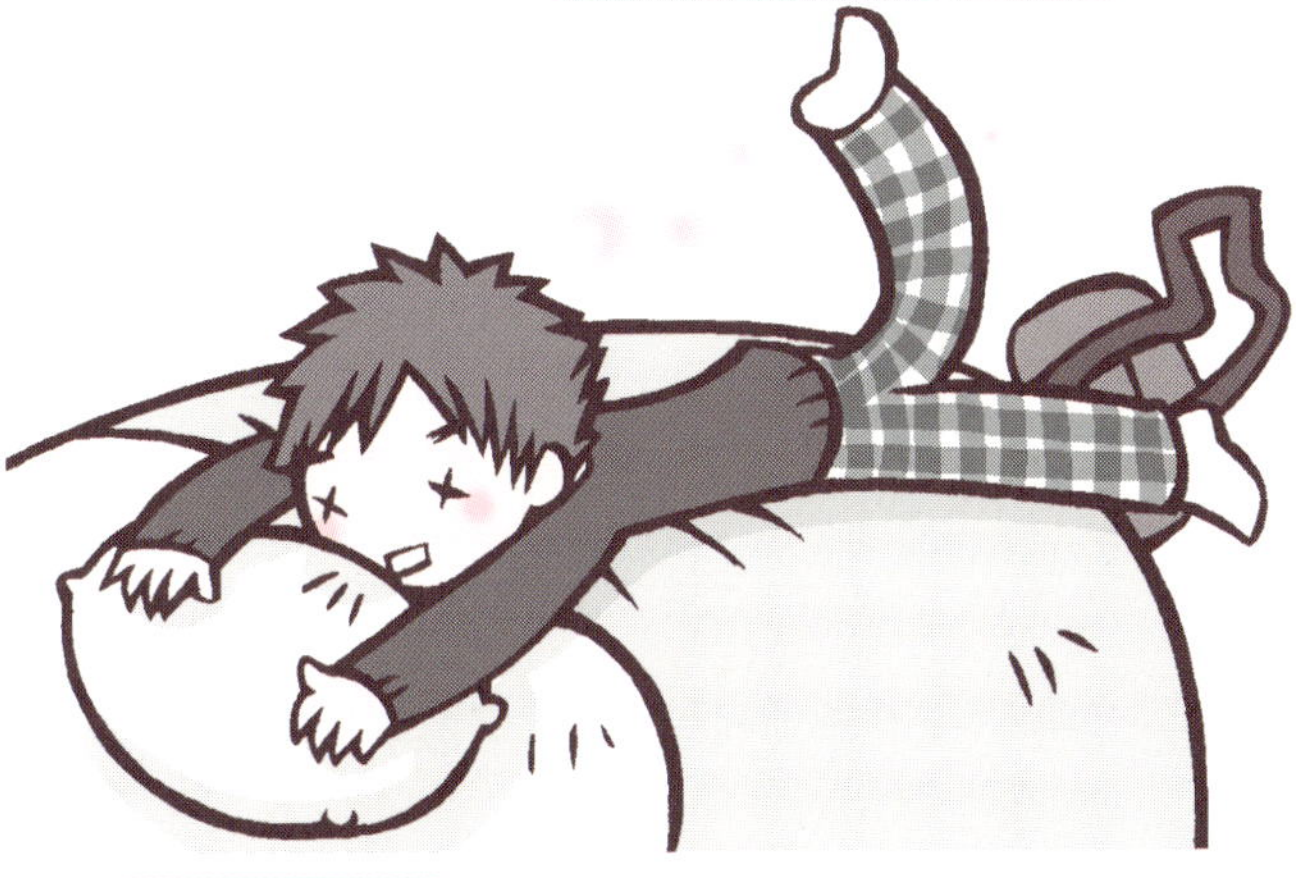

家に着くなり、ベッドに直行。部活もやっていないのに毎日疲れきっている

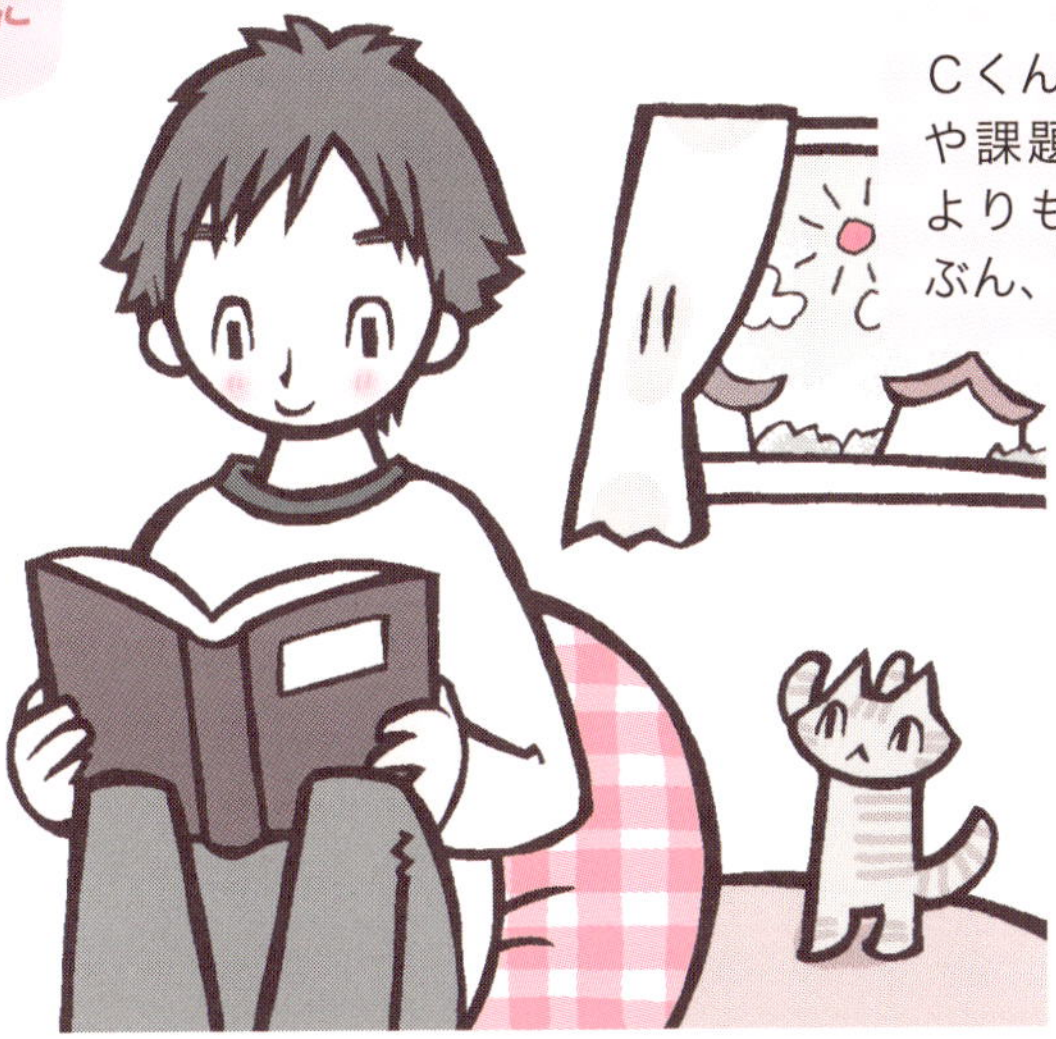

歴史の本を読んでいるときには、疲れた様子をみせない。それが誤解のもとに

4

休みの日になると、部屋から出ないで、好きな歴史の本を読んでいる。誰とも話をしないことも……

ほかの人にわずらわされず、趣味に熱中できる時間は、彼が唯一リラックスできるとき。その習慣は大切に

クラスメイトを仲間だと思えない

アスペルガー症候群の子のなかには、「友達なんていらない、まわりの子を友達と思えない」と考えている子もいます。

本人の気持ち

私のものは、私のものだもん！

学校で持ち物の貸し借りをするのは常識だということが、わかっていない。同級生や同年代の子への仲間意識を、自然にもつことができない

どうして友達と話さなきゃいけないの？

みんなと同じタイミングで笑うなんて無理

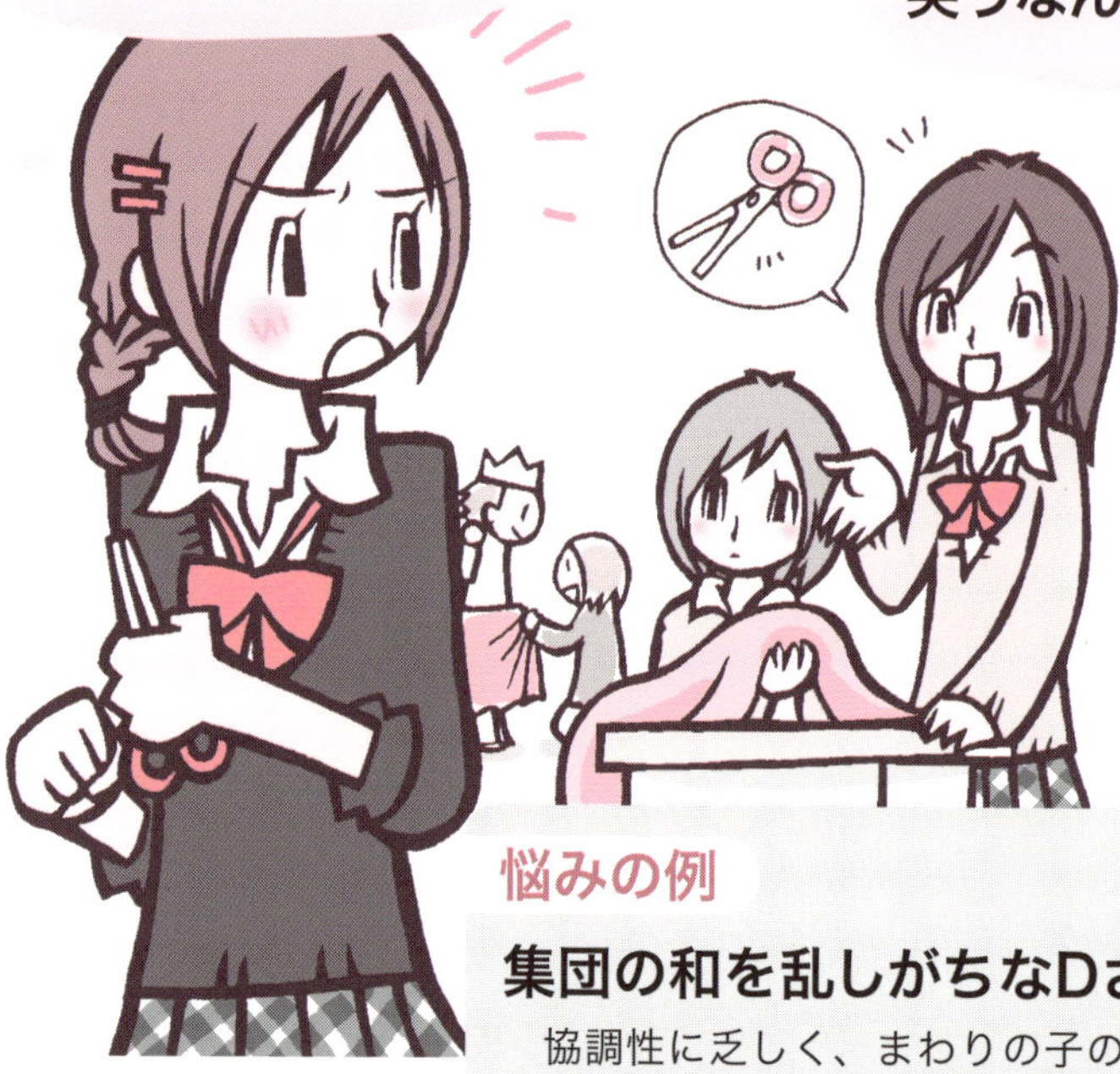

文化祭の準備中に、ハサミを貸してほしいと言われたDさん。貸すだけなのに頑として拒み、険悪に

悩みの例

集団の和を乱しがちなDさん

協調性に乏しく、まわりの子の言うことを聞かないDさん。持ち物の貸し借りにも、ちょっとした雑談にも抵抗を示し、場の空気を悪くしています。

すれ違いを続けるうちに、Dさんは周囲に理解者はいないのだと感じ、交流は必要ないと考えはじめました。

Dさんは自分の考えや持ち物を大事にするあまり、意見をまったく譲らず、周囲との間によい関係が築けません。

なにが交際なのか、わかっていない

アスペルガー症候群の子のなかには、他人にあまり興味をもたない子がいます。

好きなものや数字、情報を集めたり調べたりすることに熱意を向けるいっぽうで、クラスメイトには意識を向けません。

そのため、冷たい子、人付き合いが悪い子という印象になりがちです。

彼らは、クラスメイトとの会話ややりとりに、意味を感じていません。ですから、ほかの子がなぜ周囲と交際しているのか、それ自体、理解できていないのです。

ひとりでいることに慣れていく

周囲との関係をわずらわしく感じて、交際するのを嫌がっていると、じょじょに孤立していきがちです。そうならないよう、理解者を求め、ある程度の交流は維持していくべきです。

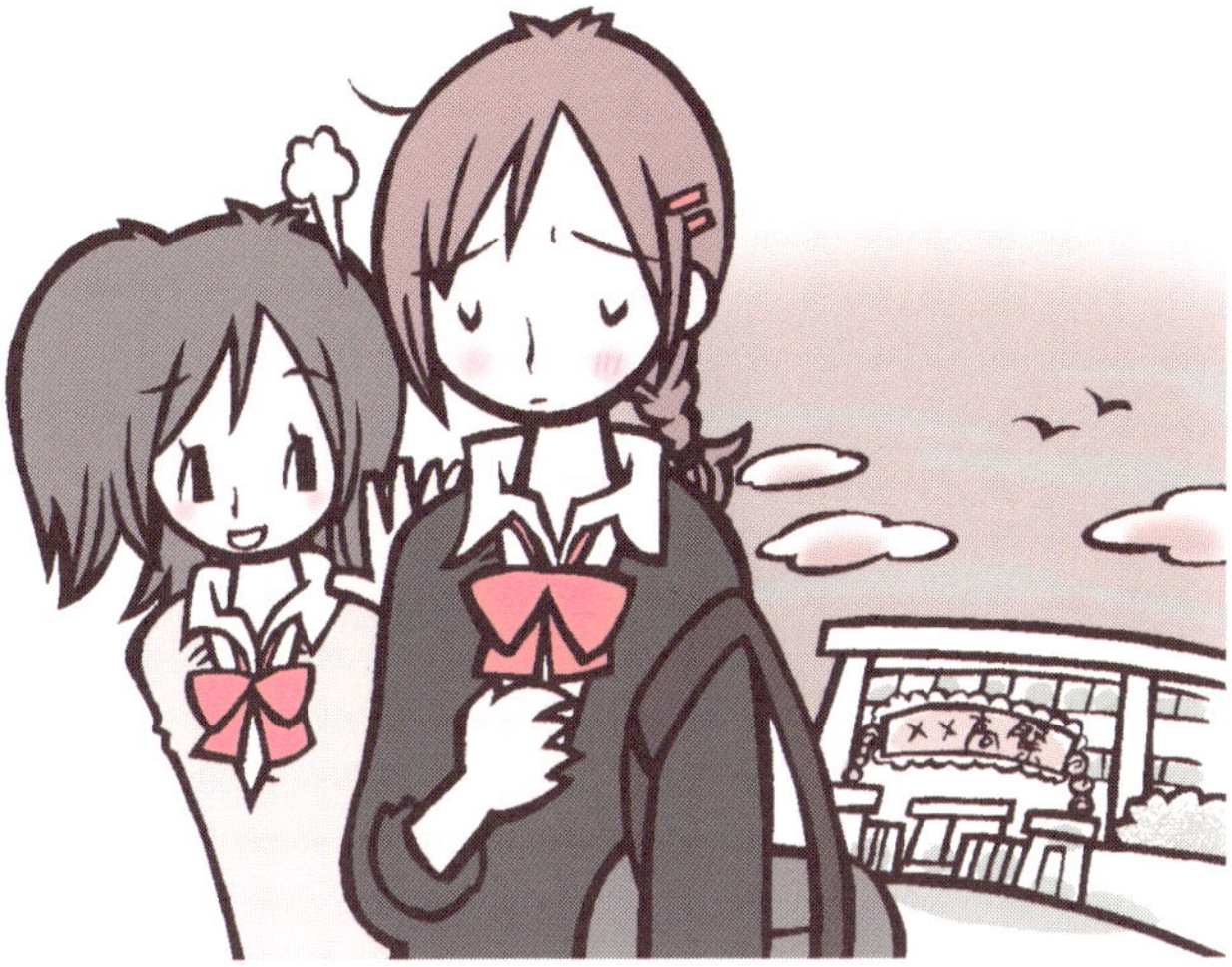

親友が注意してくれたら、耳をかたむけて。身近な人から常識を教えてもらう

悩みの背景

もともと共感する意識が薄い

相互交流が苦手で、友達と共感したいと思わない。同級生との会話には友好的な意味があり、人間関係を円滑にするということが理解できていない

同級生を突っぱねていたら、なにをするにも手伝ってもらえず、生活がますます困難に

どう考えるべきか

常識的なことは身につける

人にあわせて妥協するのが嫌でも、常識をある程度知っておかないと、トラブルが増えて困る。具体的に理解できることから常識を身につける

ほかの子のミスを執拗《しつよう》に指摘する

アスペルガー症候群の子は、正しいことにこだわるあまり、周囲から面倒な子だと思われることがあります。それも、友達付き合いに失敗する一因になります。

本人の気持ち

ミスは絶対に許せない！

書き順や英語のつづり、年号などの誤りを、受け入れられない。場の雰囲気にかまわず、ミスは指摘すべきだと考える

なにが悪いのか、教えておこう

誰がなんと言おうと、注意するぞ！

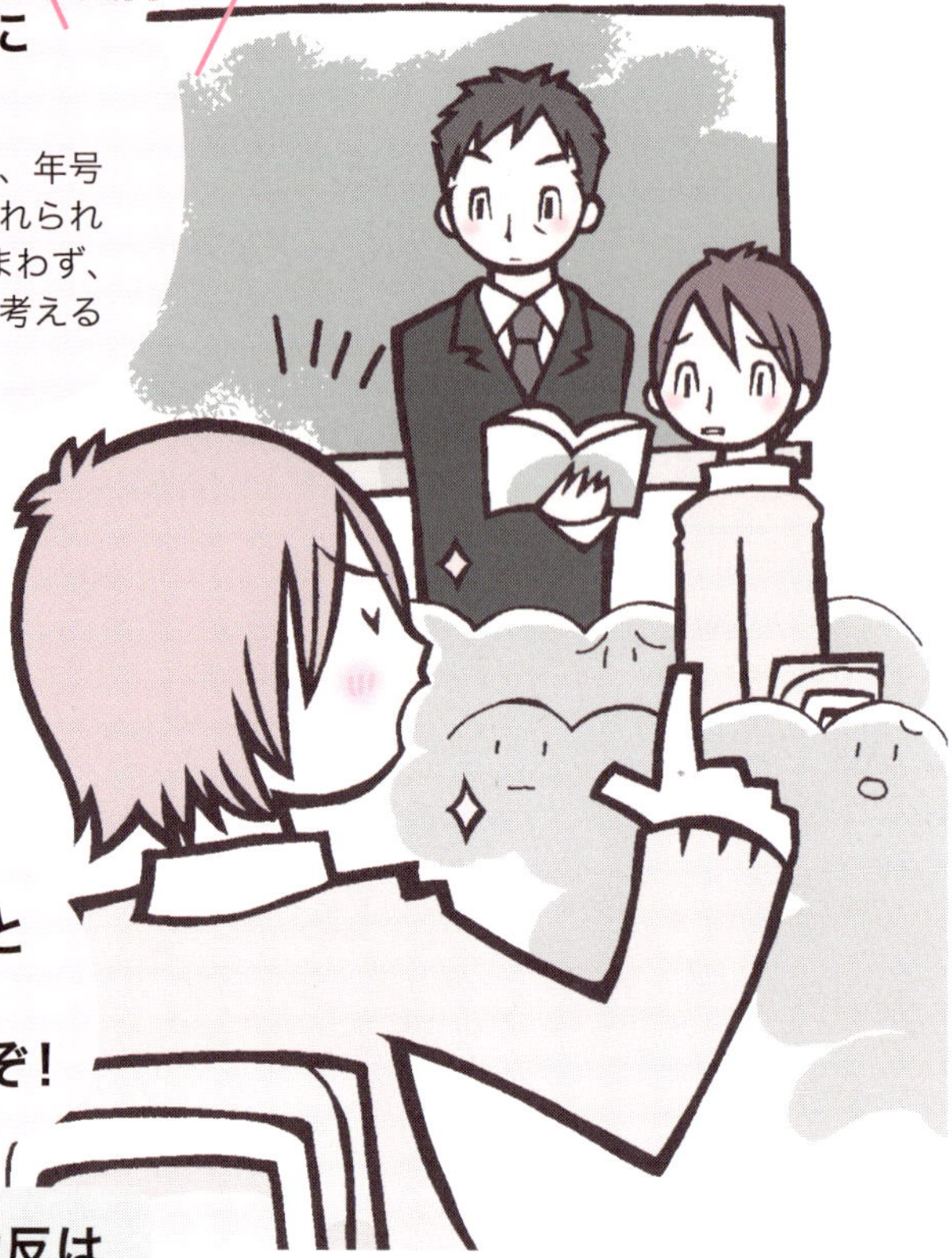

クラスメイトの些細なミスを、先生よりも先に、得意げに指摘する

悩みの例

人の間違いは強く非難するEくん

なにごとにも厳しいEくん。ミスや規則違反、いい加減な発言を一つひとつとりあげ、厳しく注意します。場をなごますための冗談さえ、認めません。

自分のマナー違反は気にしていない

人のミスには過敏なEくんですが、自分の服装の乱れやマナー違反には気をはらえません。周囲の子は、Eくんが自分には甘いことを苦々しく思っています。

考え方が矛盾しているようにみえる

規則にこだわる

アスペルガー症候群の子には、想像力に乏しく、例外を認められないという特性があります。その意識を人にも強要するようになると、トラブルが起きるのです。

気にすること

- 漢字や年号の正確さ
- ものの置き場所
- 校則や規則
- 予定やスケジュール
- 一度決めたこと

気にしないこと

- マナー、社交術
- 場の雰囲気
- ほかの人の気持ち
- 常識的なふるまい
- 話の流れ

悩みの背景

正しさ、規則性への強いこだわり

他人に厳しく、自分に甘くみえるのは、こだわるポイントがごく一部に限られるから。Eくんにとって大切なのは、自分が理解している正しさと規則だけ

「うざい」「融通がきかない」と言われ、厄介者扱いをされる

どう考えるべきか

こだわりをゆるやかに変えていく

そのままでは、こだわりは強くなっていく。物事の正しさは場に応じて変わることを、一つひとつ学んでいく

こだわるポイントが人と違う

アスペルガー症候群の子は、例外を嫌います。なにごとも規則通りになることを望んでいます。世の中には小さな誤差やミスがあるものだと、考えられません。

そのような意識があるため、大多数の人にとっては些細なミスでも、彼らは鬼の首をとったように強く、厳しく指摘するのです。あまり執拗に非難するため、人間関係悪化の一因になりがちです。

学者口調になるのはなぜ？

注意をするときに、口調が仰仰しくて嫌がられるという側面も、知っておいてください。

アスペルガー症候群の子は、テレビでみた識者の口ぶりや、本で読んだ文章を、そのまま記憶して再現することがあります。正しい情報として、人の言い回しまで覚えているのです。

金銭トラブルに巻きこまれやすい

思春期のもっとも深刻な問題のひとつが、金銭トラブルです。アスペルガー症候群の子は人の言うことを言葉通りに信じるため、だまされやすいのです。

悩みの例

同級生にお金をとられたＦくん

Ｆくんは、おだやかな性格の少年です。同級生から「困っているんだ。お金をくれないか」と言われて、おかしいと思わずに財布を渡しました。

口止めされて誰にも言えない

お金を奪った同級生は「恥ずかしいから誰にも言わないで」と告げ、口止めもしていました。Ｆくんは、口止め行為にひそむ悪意に気づきません。

万引きの手伝いにもかり出された

Ｆくんは利用しやすい子だとみなされ、ついには万引きの片棒までかつがされました。見張り役を頼まれ、友達のためなら、と快諾してしまったのです。

万引きをしている間、見張りをしているように頼まれ、従ってしまう

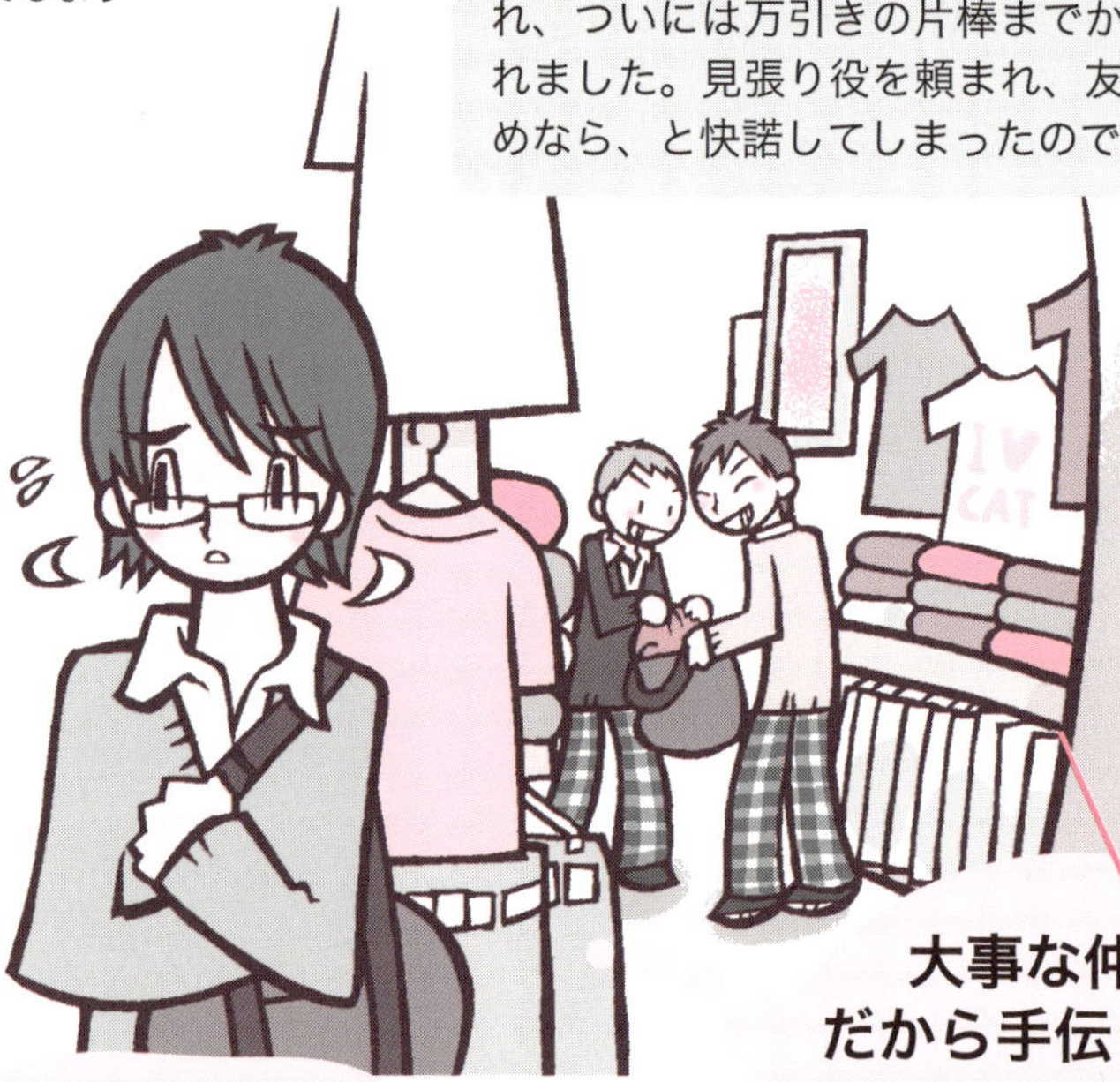

本人の気持ち

大事な仲間だから手伝うんだ

利用されていることに気づかない。友情と悪意の違いが理解できず、犯罪行為への誘いを好意だと勘違いする

親には言わない、仲間内の秘密だから

僕は友達が多くて幸せ者だ

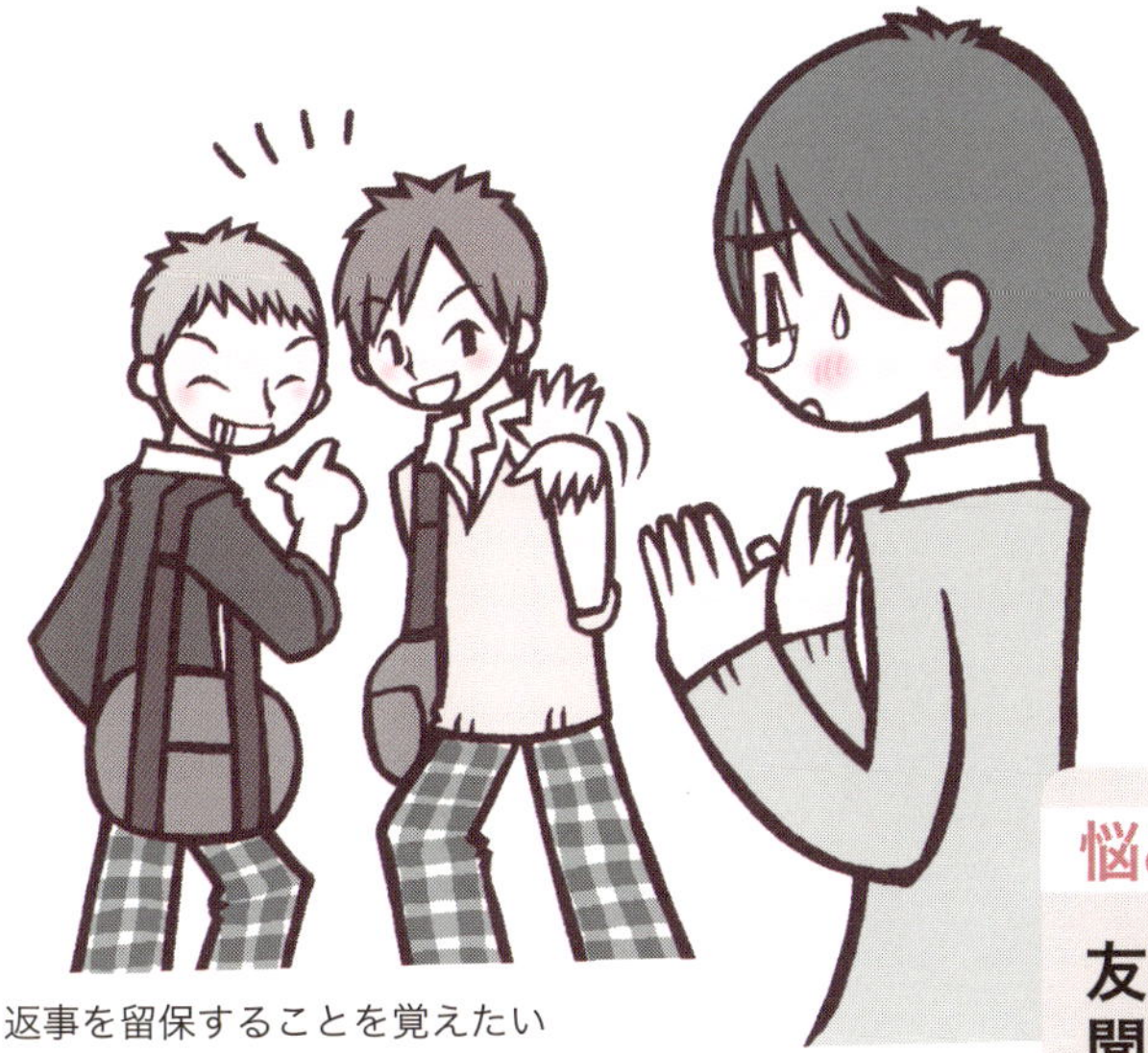

返事を留保することを覚えたい

悪い誘いにのってしまう

恐喝や詐欺の被害にあったり、犯罪行為に巻きこまれたりしても、それが悪いことだと理解できていない場合があります。まわりの人の意図を読みとることが苦手だからです。

悩みの背景

友達からの頼みとして聞いている

悪意ある誘いだと思っていない。よく話しかけてくれるため、友達だと思い、頼みごとだから聞こうと考えている。危機感がないため、周囲に相談しない

本人の気持ち

断って怒鳴られるのは嫌だ

友達に嫌われるのが嫌でお金を渡す子もいる。怒鳴られたり、殴られたりすることをこわがっている場合もある

相手の要求がエスカレートしていき、とり返しのつかない問題に

どう考えるべきか

お金のやりとりには関わらない

犯罪の手口は数限りなく、すべてを理解するのは難しい。お金のやりとりには「家族に相談する」と返答して、判断をさける習慣を

純真だからこそだまされやすい

アスペルガー症候群の子にはコミュニケーション能力や想像力の弱さがあり、人の悪意を見抜くことができません。そのために、恐喝や詐欺などの犯罪に巻きこまれやすいのです。

本人の力だけで、犯罪から身を守るのは困難です。お金の管理には第三者が積極的に関わり、彼らの生活を守っていくべきです。

家族は日頃から本人を叱らないようにこころがけ、相談しやすい関係を築いておきましょう。

悩みの解決法

まず、自分が何者かをよく知る

人間関係の問題を解決するためには、自分のなにが人を怒らせやすいのか、知る必要があります。自分の長所と短所を理解しておきましょう。

理解する　自分の特性と個性を知っておく

アスペルガー症候群の一般的な特徴を理解し、それが自分の場合はどう現れ、問題になっているか、把握しましょう。本を読んで知識を得るだけでなく、自分の実生活を観察するのがポイントです。長所と短所をよく知ると、人付き合いがうまくなっていきます。

Point
本に書いてあることにしばられない

特性の現れ方は人それぞれ

アスペルガー症候群には三つの特性がありますが、どの子も同じように行動するわけではありません。社会性の乏しさが、消極的な態度にむすびつく子もいれば、反抗的な行動をとる子もいます。

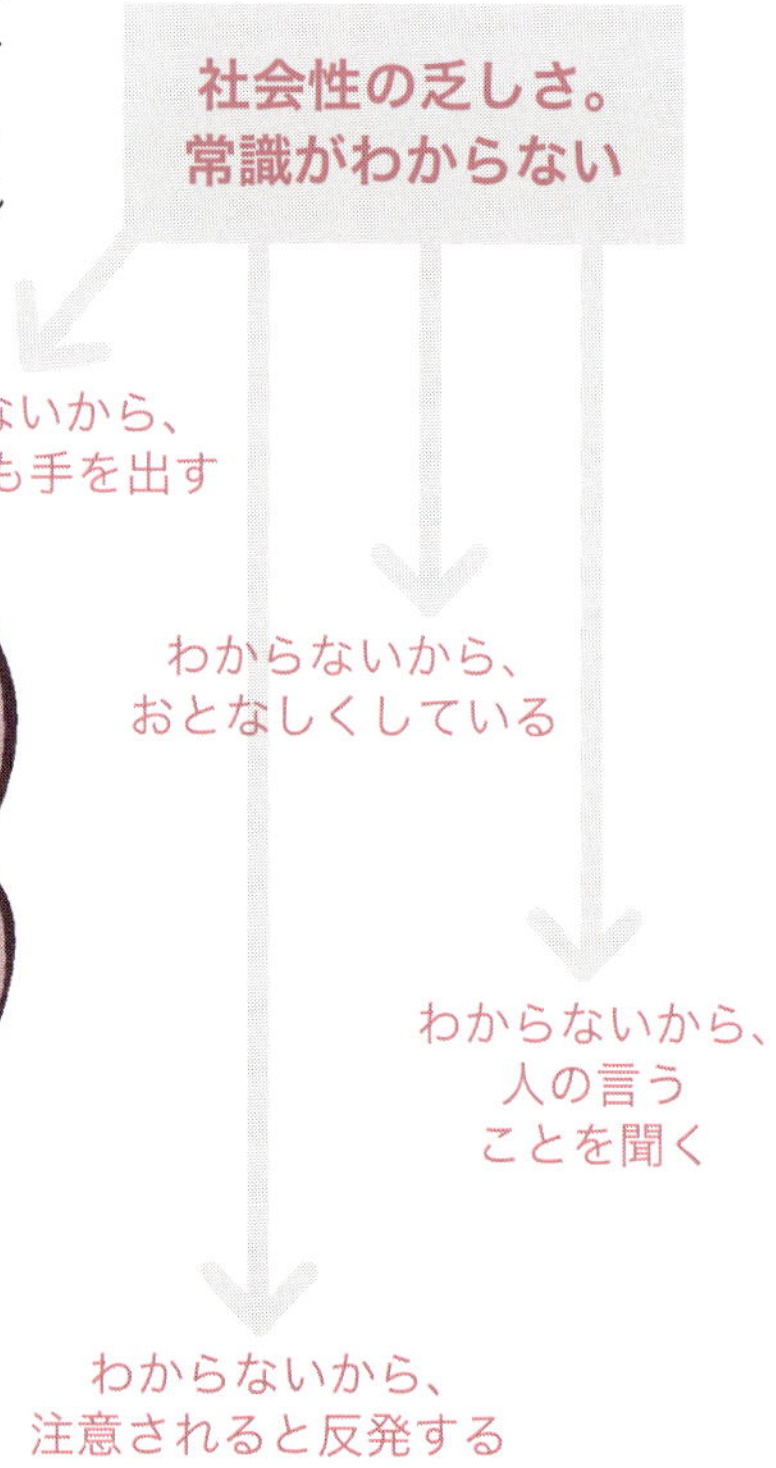

社会性の乏しさ。常識がわからない
わからないから、なんにでも手を出す
わからないから、おとなしくしている
わからないから、人の言うことを聞く
わからないから、注意されると反発する

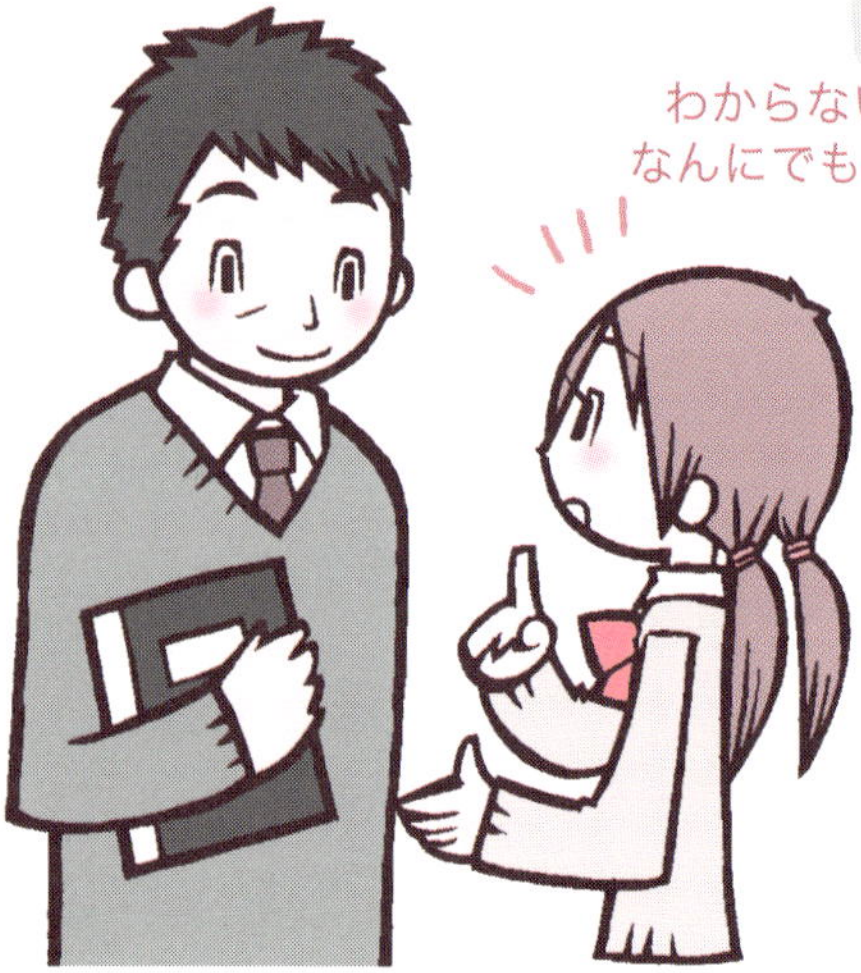

積極的に質問をする子もいる。一見、社交的だが、人の話にわりこむなどマナーを守れていない場合が多い

自分なりの学び方をみつける

自分の特性が理解できたら、それにあわせて、人との話し方や物事の学び方などを変えていきます。話す内容を具体的にしたり、行動を時間で区切ったりすることで、友達との間のトラブルを減らせます。

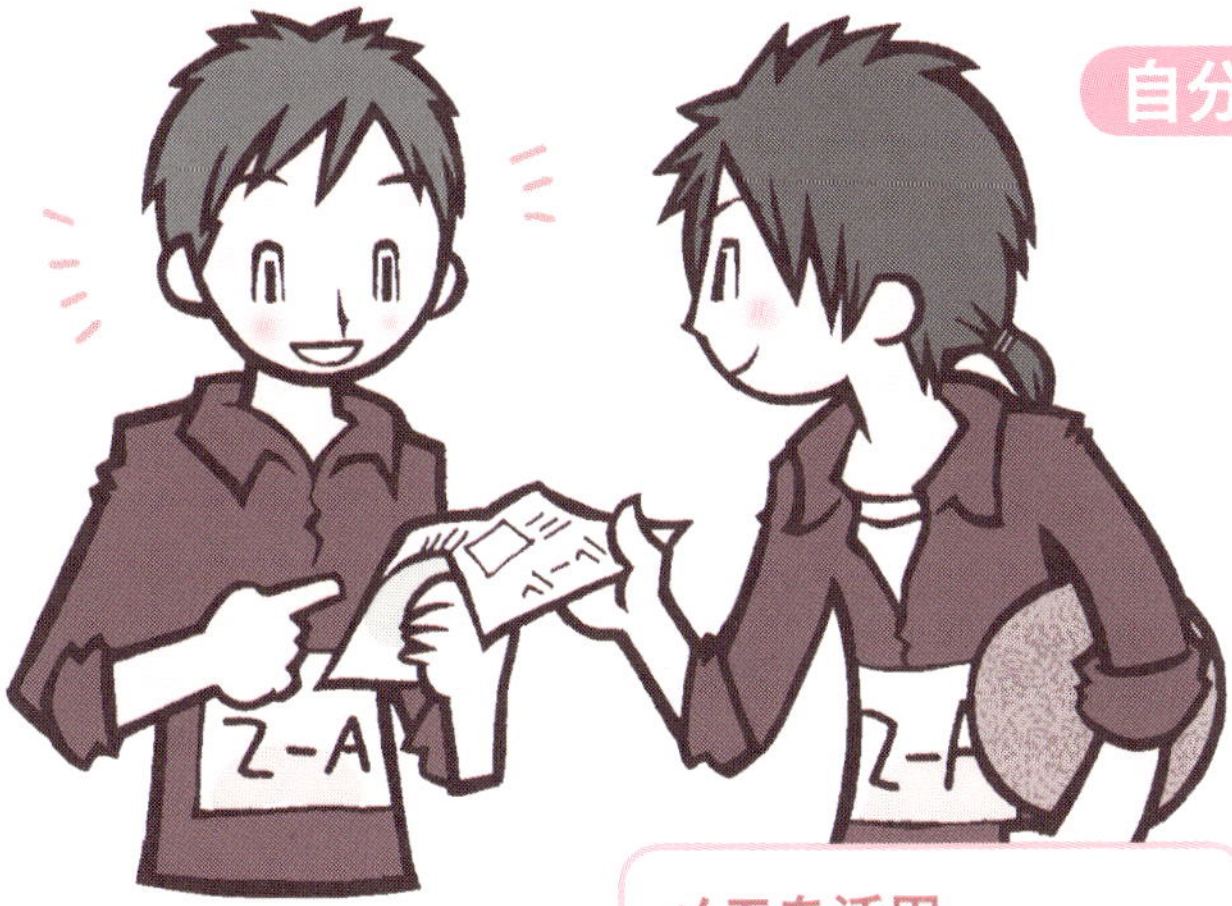

スポーツのルールなど、複雑なことを教わるときにはメモに書いてもらう

メモを活用

言われてもわからないことが、字や図、絵でみるとよくわかる

構造化《こうぞうか》する

時間・空間に区切りをもうける。たとえば、趣味の話をしてよい時間や場所を決めておくと、問題が広がりにくくなる

具体的に話す

曖昧《あいまい》な言い方は誤解のもと。人名、回数、行動などを具体的に言う

法則で覚える

「お金を渡せ」と言われたときの対処法などは、マニュアルにして覚える

写真で覚える

表情や態度、合図の見分け方を覚える。人を怒らせたとき、すぐ気づけるようにする

ルールをつくる

「授業中は先生から指名されるまで、話してはいけない」など、トラブルに応じて予防のためのルールをつくる

メモや写真の活用、空間の構造化など、視覚的な支援を受けると学びやすくなる。これらは、アメリカ・ノースカロライナ大学でうまれた療育プログラム「TEACCH」に基づく手法のひとつ

自分がわかれば生き方もわかる

アスペルガー症候群にかぎらず、発達障害全般に言えるのは、まず自分を理解することです。理解すれば、行動のとり方がわかり、周囲の誤解にも気づきます。なによりもまず、理解です。

自分の特性を知ること。そして、周囲の理解や協力を得て、暮らしやすい環境をつくっていくこと。それが、悩みを解決するための最良の手段です。自分のことがわかれば、自然と、どう生きるのがよいか、みえてくるはずです。

無理に友達を増やそうとしない

誰とでも仲良くして、友達を増やそうとすると、アスペルガー症候群の子は苦しみます。集団行動が苦手な場合は、友達が少数でもよいのだと考えましょう。

実践する 個性にあった付き合いをする

「たくさんの友達」という理想にとらわれないようにしましょう。特性・個性にあった付き合い方で人間関係を築いていくと、暮らしが安定します。友達付き合いは、広さよりも深さ。理解ある友達を大切にします。

Point
理解度がなにより重要

人数に決まりはない

友達は100人でも、0人でもかまいません。人数を気にするより、少数でも理解のある友達がいればよいと考えるべきです。

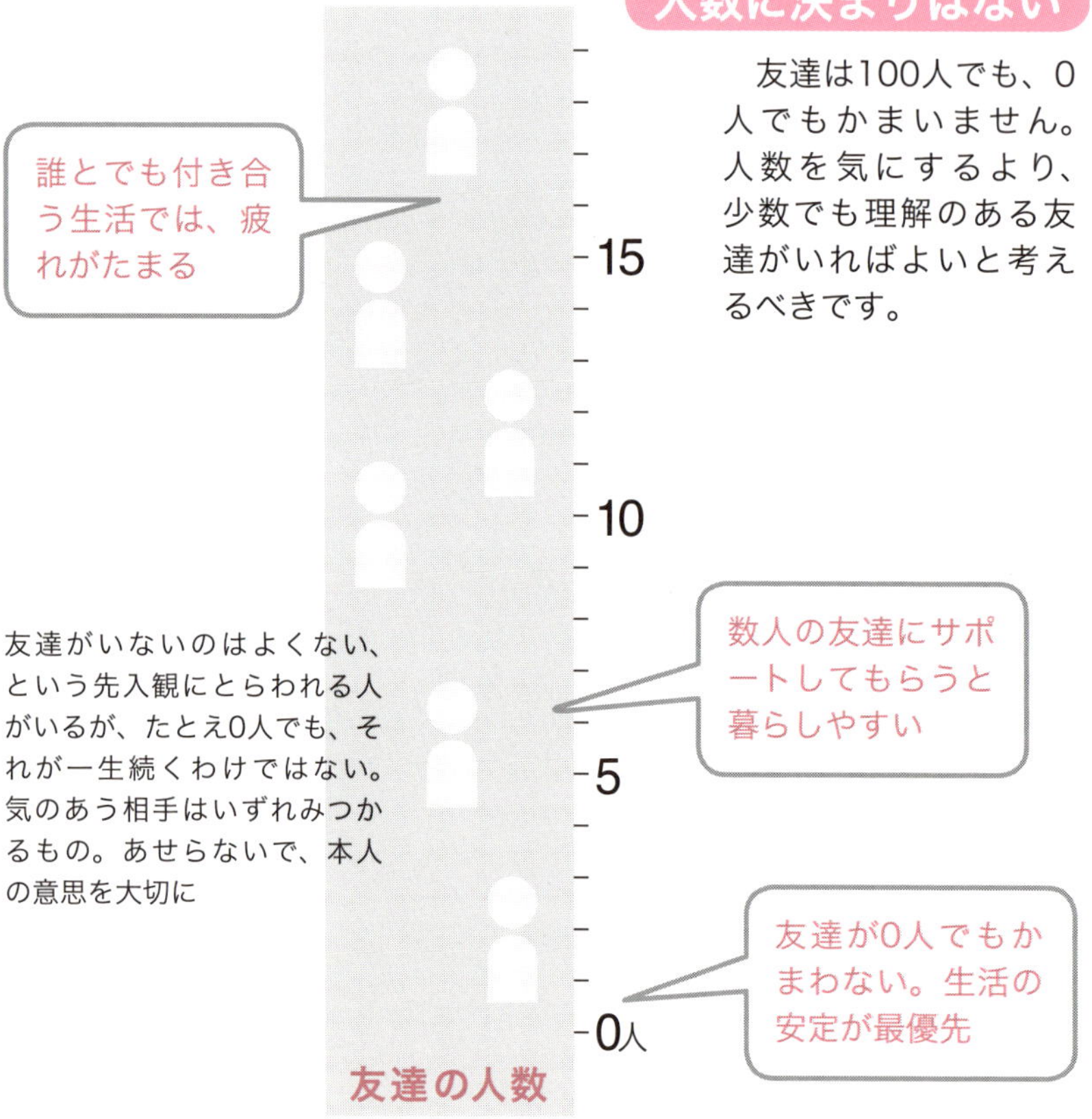
誰とでも付き合う生活では、疲れがたまる
15
10
数人の友達にサポートしてもらうと暮らしやすい
5
友達が0人でもかまわない。生活の安定が最優先
0人
友達の人数

友達がいないのはよくない、という先入観にとらわれる人がいるが、たとえ0人でも、それが一生続くわけではない。気のあう相手はいずれみつかるもの。あせらないで、本人の意思を大切に

理解者とともに成長する

仲間とともに支え合い、学び合うことは、子どもが成長していくための大切な要素のひとつです。友達をみて学んだり、自分のよい面をいかして友達を支えたりできれば、大きく成長できます。

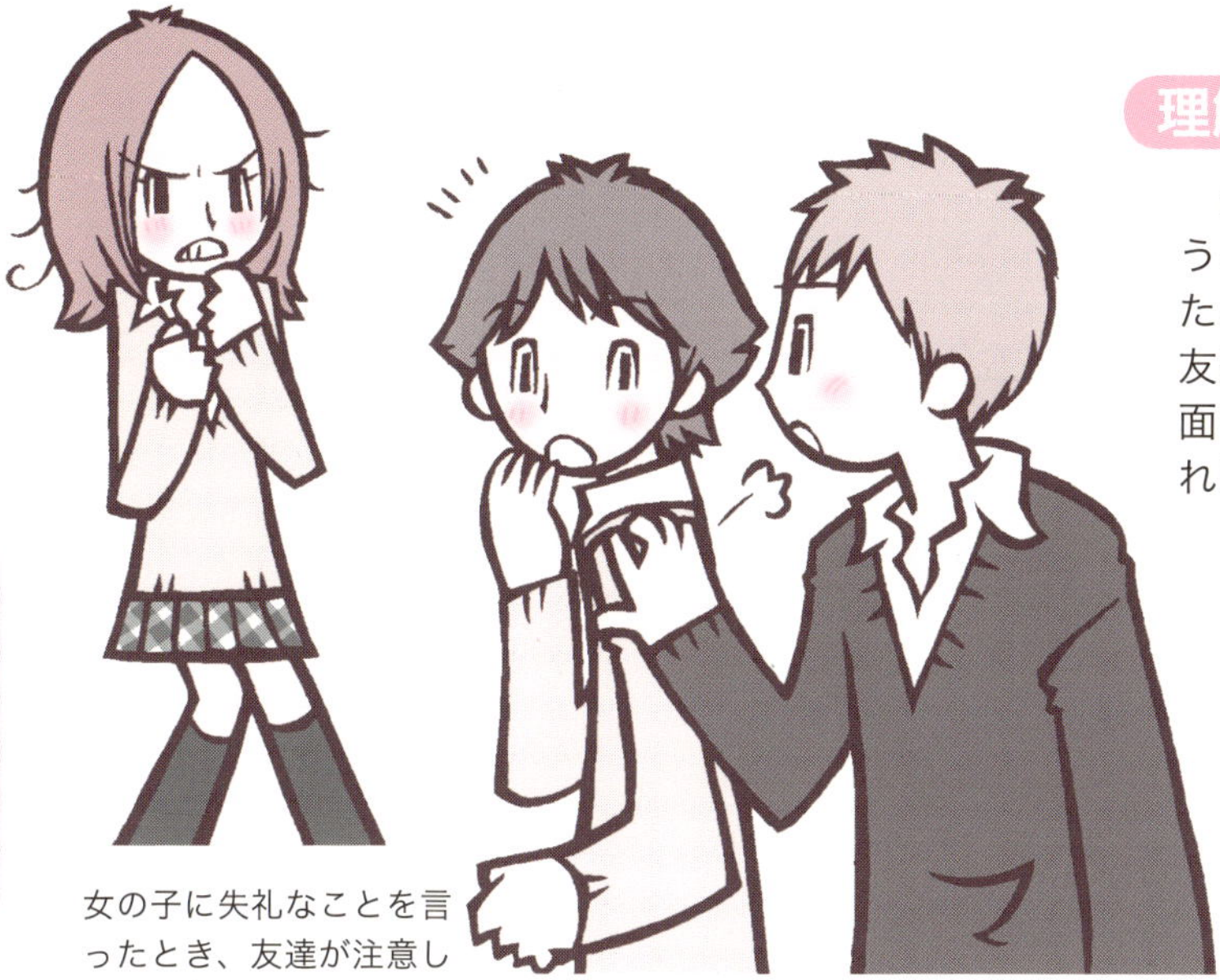

女の子に失礼なことを言ったとき、友達が注意してくれたら、よくないことだとわかる

教え合う
社会常識やマナーをお互いに確認して、教え合う。質問できる相手がいると、積極的に学べる

学び合う
共感や共有を通じて、人間関係を学ぶ。とくにアスペルガー症候群の子には欠けがちなこと

支え合う
ケンカやいじめなどのトラブルに、ひとりで立ち向かうのはつらい。仲間がいると、支え合える

特性があっても、それが弱点にならなくなっていく。問題が減り、自信がついて、生活が安定する

暮らしやすい範囲で交際する

よい理解者を得て、自分の特性に見合った付き合い方を実践しようと思っても、すぐにうまくいくとはかぎりません。自分の気持ちや、起きている問題にそって、できる範囲で努力していくようにしてください。目標を高くしすぎて、暮らしやすさを損なわないようにしましょう。

また、あせらないことも大切です。友達は増やそうとして増えるものではありません。ゆっくり、長い目でみて歩んでください。

悩みの解決法

イライラ対策を自分でみつける

クラスに打ち解けられない原因のひとつとして、怒りっぽい行動特徴が災いしている場合があります。かんしゃくを防いで、トラブルの種をつみとりましょう。

予防する　問題を自分の力で防ぐ

人間関係から生じる不安やイライラを、感情の爆発につなげないよう、予防策を身につけましょう。感情のコントロールが苦手なアスペルガー症候群の子にとって、かんしゃくをおさえることは、非常に重要なステップです。

Point
どんな方法でもかまわない

かんしゃくは防げる

感情の爆発は、アスペルガー症候群の子が困ったことに直面して、支えが得られないときに引き起こされます。ということは、困ったときに救いの手があれば、かんしゃくは起きないのです。

集団行動のストレス
友達との会話、学校行事、教室移動など、さまざまなことがストレスに

サポート不足で不安が増大
状況が改善されなければ、不安やストレスはどんどん蓄積されていく

パニック、かんしゃく
我慢の限界がきて、パニックに。周囲の人はますます付き合いづらいと感じる

周囲のサポートしだいで不安は減る。予定を紙に書いてみせる、休憩を何度かとるなど、一人ひとりにあった対策をみつけたい

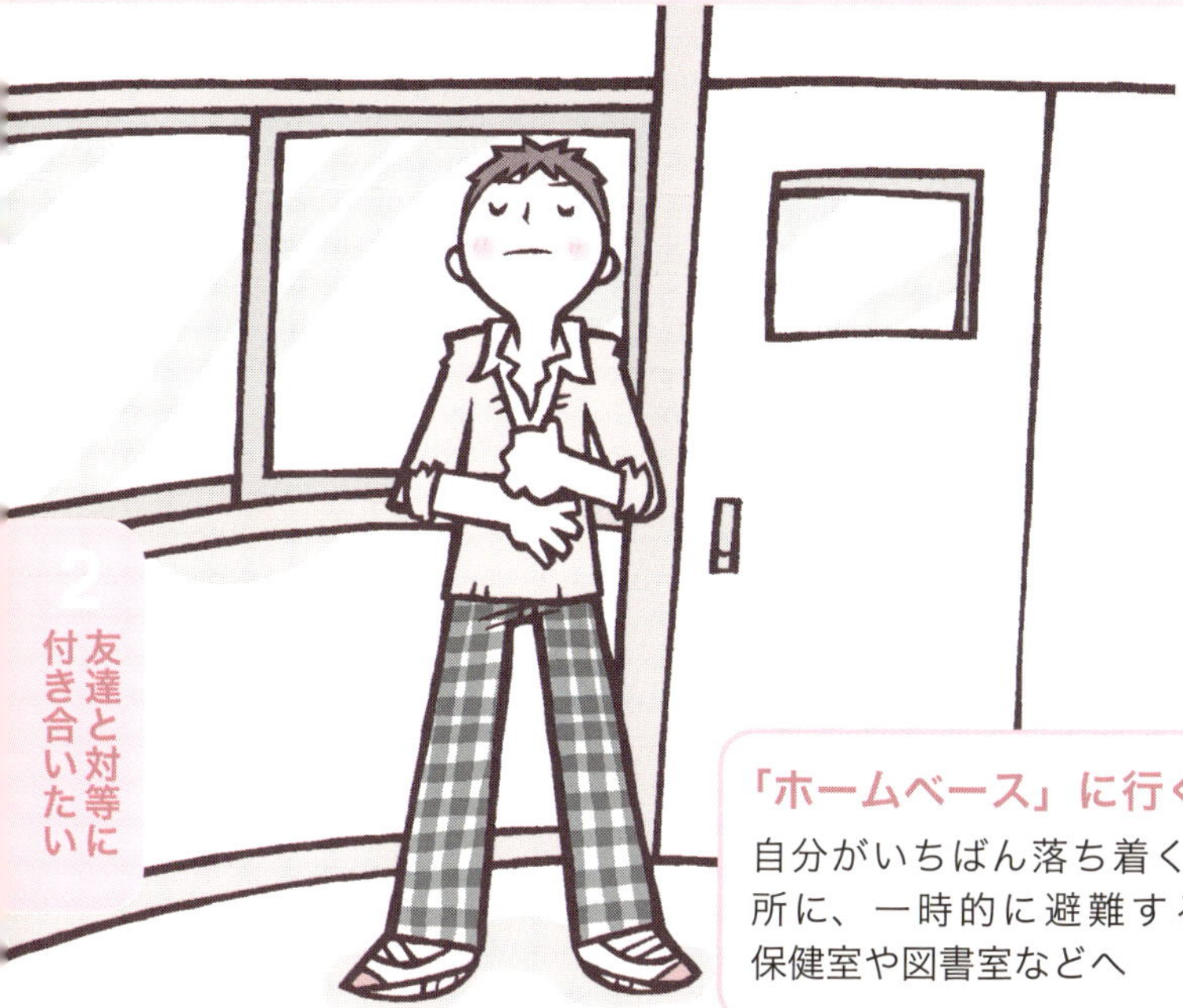

一度、廊下に出て、しばらくひとりでいると、イライラがしずまるという子も多い

困ったときの対処例

　イライラ対策に決定打はありません。作業をしたほうが落ち着く人、なにもしないほうがよい人など、人それぞれです。ここでは実践的なアイデアをいくつか紹介していますが、人によって、有効な手段は異なります。なかには、自ら「もう怒らないことに決めた」と言い、それ以来、感情のコントロールを身につけた人もいます。

「ホームベース」に行く

自分がいちばん落ち着く場所に、一時的に避難する。保健室や図書室などへ

手帳をみる

落ち着くためのキーワードや、一日のスケジュールなどを手帳に記しておく。不安になったらそれをみる

深呼吸をする

心身を落ち着ける。ただし、呼吸法に戸惑い、かえってストレスを感じる子もいる

好きな作業をする

漢字を書く、図鑑をみるなど、好きなことをする。熱中して、気がまぎれる

不安になったとき、本人がそれを感じとって、自分で対策をとれるようにするのが理想的。友達や先生、保護者がいらだった態度を読みとって対処するのもよい

怒らなくなると、人間関係が改善

　かんしゃくを起こすことが減ると、友達との仲は自然とよくなっていきます。付き合いにくさがやわらいで、周囲の人の警戒心が薄れるためです。

　自己形成がおこなわれる思春期には、誰しも少なからず、反抗的になったり、いらだったりするもの。その気持ちが人間関係の悪化につながらないように、本人もまわりの人も、日頃からイライラ対策を意識しましょう。

Column

思春期の「ギャング・グループ」

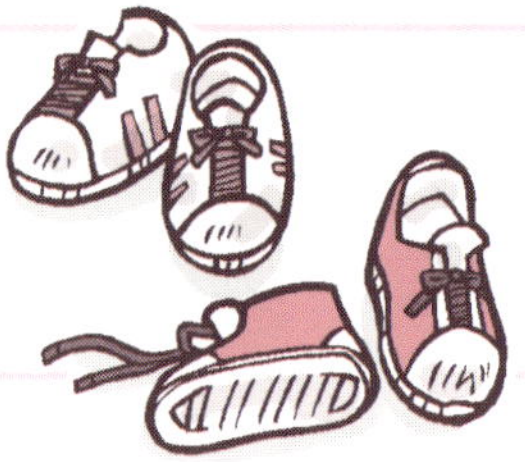

思春期の子どもたちがアスペルガー症候群の子を仲間はずれにすることには、その年代の子が排他的な感情を抱きやすいということが、関係しています。

仲間と結束して、他者をしめ出す意識

いじめは卑劣《ひれつ》な行為です。決して認めてはいけません。しかし、思春期にいじめの問題が多いのは事実です。その、排他的な感情の背景を知っておいてください。

子どもたちは一〇歳ごろに、ギャング・グループと呼ばれる集団を形成します。親離れへの独立心と、他者への依存心をあわせもつ仲間同士のグループです。

ギャング・グループは、共通性を重視します。同じ趣味をもつことで、一体感を強めるのです。そして、アスペルガー症候群の子の規則への従順さや、自分勝手にみえる態度を、敵対視しがちです。

家族や教師がこの構造を知っておき、いじめる側の子の意識をよく理解することが大切です。

ギャング・グループ

仲間同士で強く結束した集団。同調しない者を排斥《はいせき》する。アスペルガー症候群の特性は目立ち、排斥の対象となりやすい

ギャング・エイジ

排他的な集団を結成しやすい時期。おもに学童期。10代前半に特徴的に現れ、その後はゆるやかな結束になっていく

思春期特有の問題が引き起こされる

友達同士で同じ服装、同じ言葉づかいをする。あわせないと、仲間はずれに

グループにいる間は仲がよかったのに、グループを外れると、攻撃の対象に

仲間内での対立をきっかけに、グループが分裂する。同調する者だけで結束する

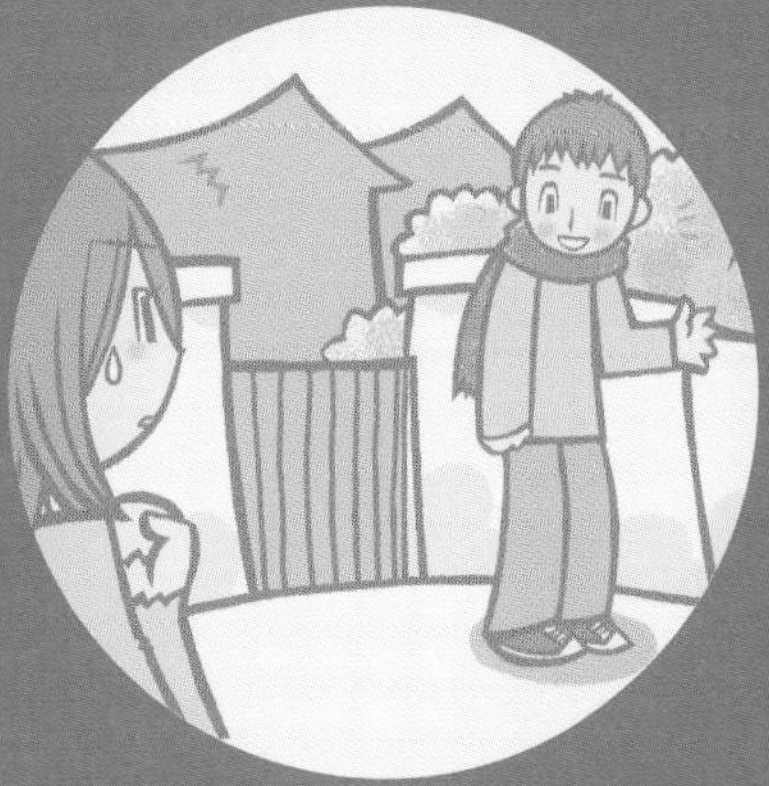

恋の仕方がよくわからない

アスペルガー症候群の子は、異性に興味を抱くと、
相手の気持ちに配慮しないで行動することがあります。
いきなり相手の体にふれてしまったり、
初めての会話が交際の申しこみだったりして、
大きなトラブルになる例も、けっして少なくありません。
恋愛感情や性の意識を正しく理解することが、
思春期をむかえたときの、大きな課題となります。

3

相手の気持ちを考えずにアプローチ

アスペルガー症候群の子は、人の気持ちを察することが苦手です。それは恋愛をしていくなかで、根本的な問題として、立ち上がってきます。

悩みの例

好きな人についていくGくん

中学校に入って、はじめて女の子を好きになったGくん。相手の子と仲良くなる方法がわからず、その子をジロジロみたり、あとをつけたりしています。

はじめての会話で「付き合って」

そのうち、Gくんは相手の子と話してみようと思い立ちました。しかし、彼はいきなり「僕と付き合って」と言って、相手をこわがらせてしまいました。

好きな子の家の前で待ちぶせて、相手が帰宅したところで、いきなり話しかけ、告白をする

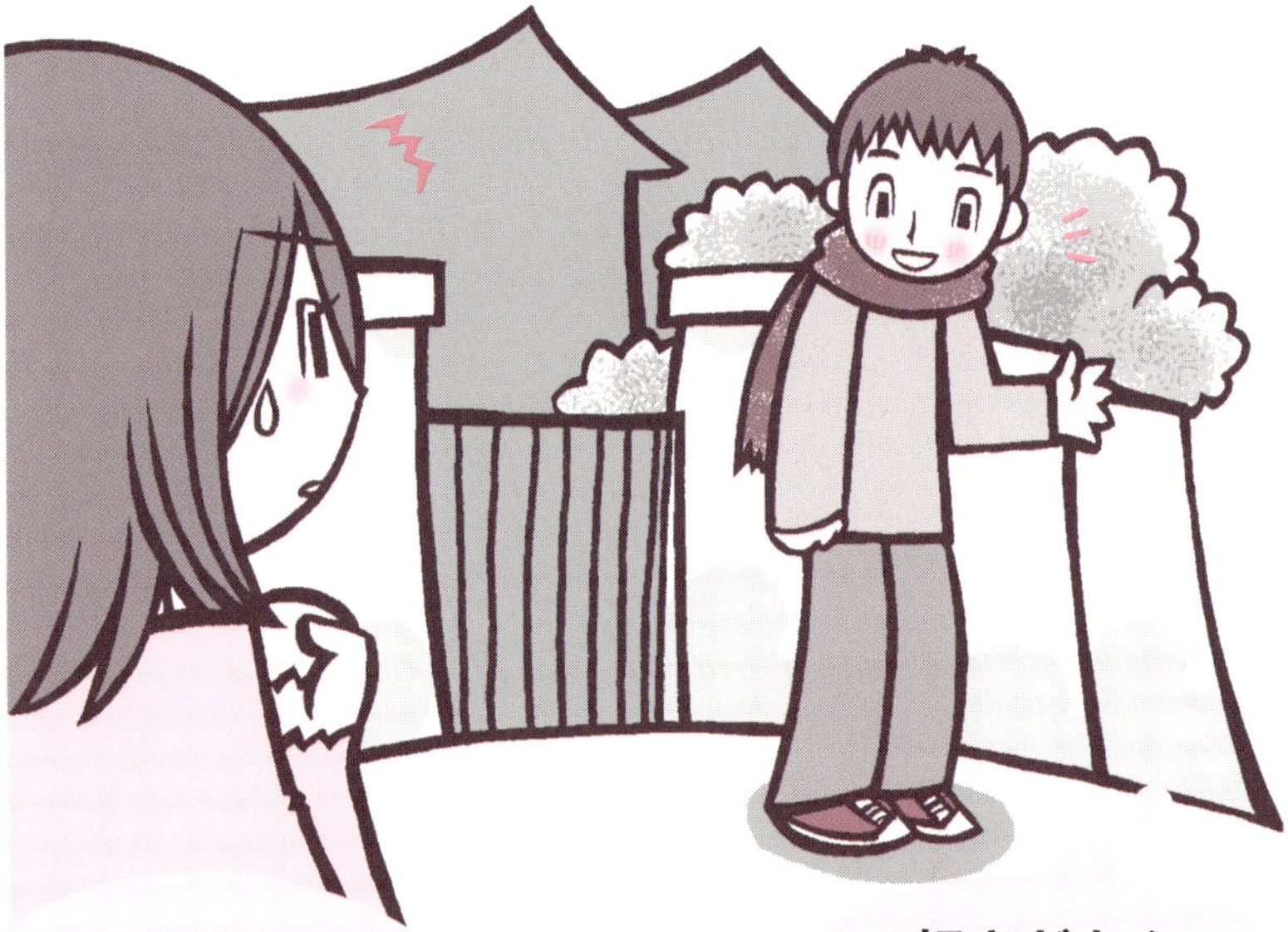

本人の気持ち

彼女のことばかり考えてしまう

好きな人にめぐり会えてよかった

好きだから、気持ちを伝えたい

好意を自分なりの方法で伝えようとしている。悪意はなく、相手が嫌がるとは、まったく思っていない

恋愛感情が先走る

相手の気持ちよりも自分の気持ちを優先し、先走った感情表現をするのが特徴的です。よくも悪くも直情的で、場合によっては、それが熱意ととられ、好転することもあります。

悩みの背景

会話や雑談ができない

当たり障りのない話をするのが苦手。想像力を働かせて、まずは会話を脇道にそらし、友達になるところからはじめようとは考えられない

接し方がわからない、でも思いはつのる、なにかしたい、という悪循環

親切を愛情だと誤解する

話しかけたり、持ち物を貸してくれたりした人に恋をする。親切をまっすぐに解釈し、自分のことを好きなのだと誤解する。これが社会性の弱さの現れ

付き合いたいと思いこむ

コミュニケーションをしないまま、誤解をつのらせ、まだ会話もしていない相手を運命の人だと思いこむ。告白したり、呼ばれていないのに家に遊びに行ったりする

初対面なのに腕にふれたり、恋人の有無をたずねたりして、セクハラととられる

よい返事がもらえなくてもアプローチを続けるため、ストーカーだと誤解される

どう考えるべきか

気持ちの適切な伝え方を学ぶ

恋をすることをやめる必要はない。相手を驚かせないように、適度な接し方、交際の順序を学んでいくように努力する

男女関係のトラブルが多い

金銭トラブルと並ぶ、思春期の代表的な悩みが、恋愛です。

アスペルガー症候群の子は、場に応じた感情表現を選びとることを、苦手にしています。人を好きになったときに、その気持ちをいつ、どのように伝えればよい結果が出るのか、彼らには、なかなか想像できません。

わからないまま自分なりの方法で突き進み、相手の家族から苦情を言われるなど、トラブルになることが、少なくありません。

男性より、女性のほうが積極的

恋愛に対する考え方は、男女で少し異なります。男性は対処に戸惑って消極的になり、女性は相手に応じて、積極的に交際する傾向があります。

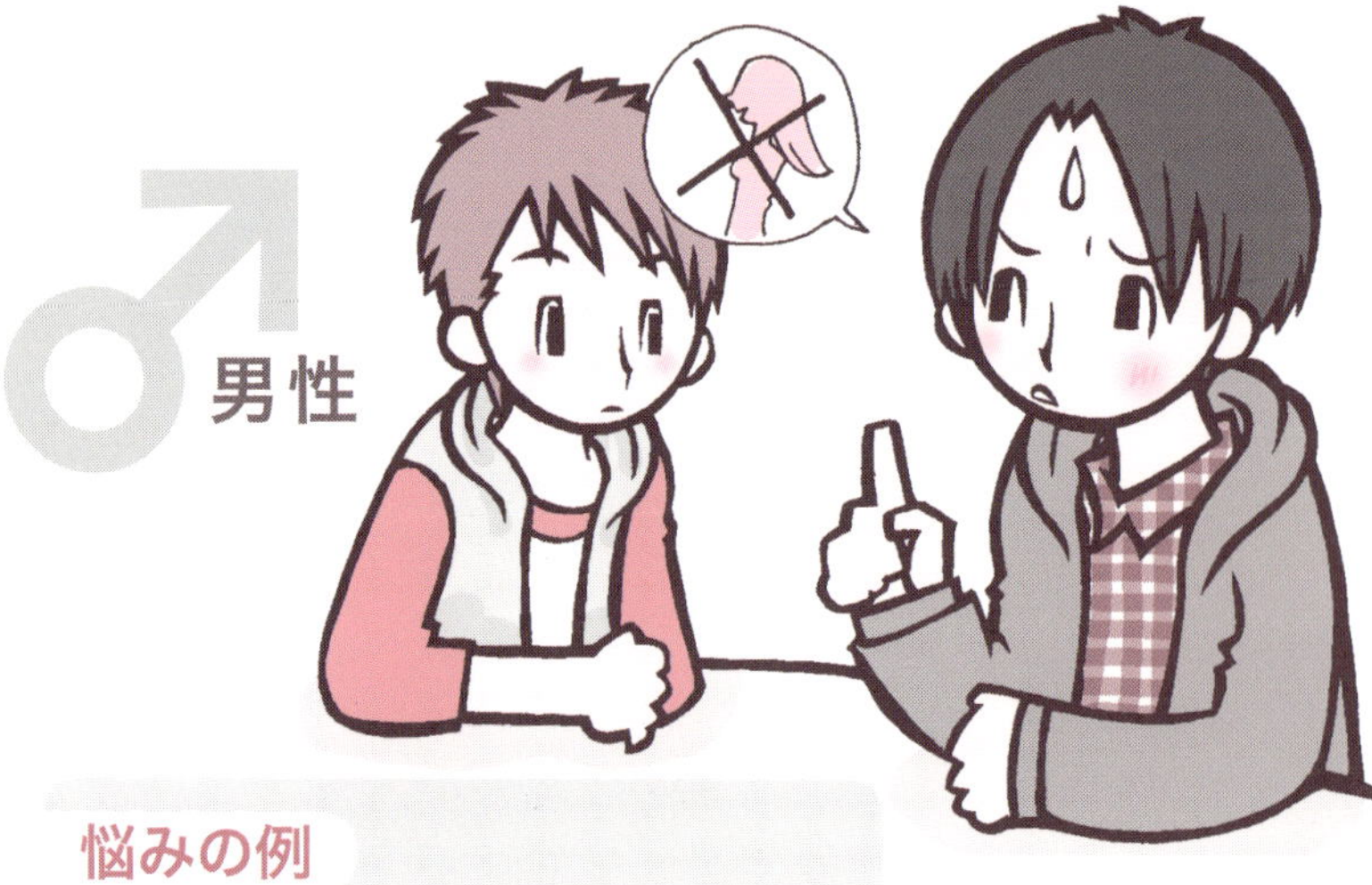

女性は服装やふるまいにうるさいから、いっしょにいたくないと感じている

悩みの例

異性の友人がいないHくん

Hくんは、女性と話すのが苦手です。女性にあわせるのはわずらわしいと考えています。大学生になり、恋愛に興味は出てきたものの、自分には関係がないように感じています。

次々に彼氏が変わるIさん

Iさんは、恋愛に対して積極的。男性から好意を寄せられたら、前向きに交際をしています。ただし、相手を変える頻《ひん》度《ど》が多く、家族や友人は心配しています。

彼氏の「愛しているよ」という言葉を信じて、言う通りにどこにでもついていく

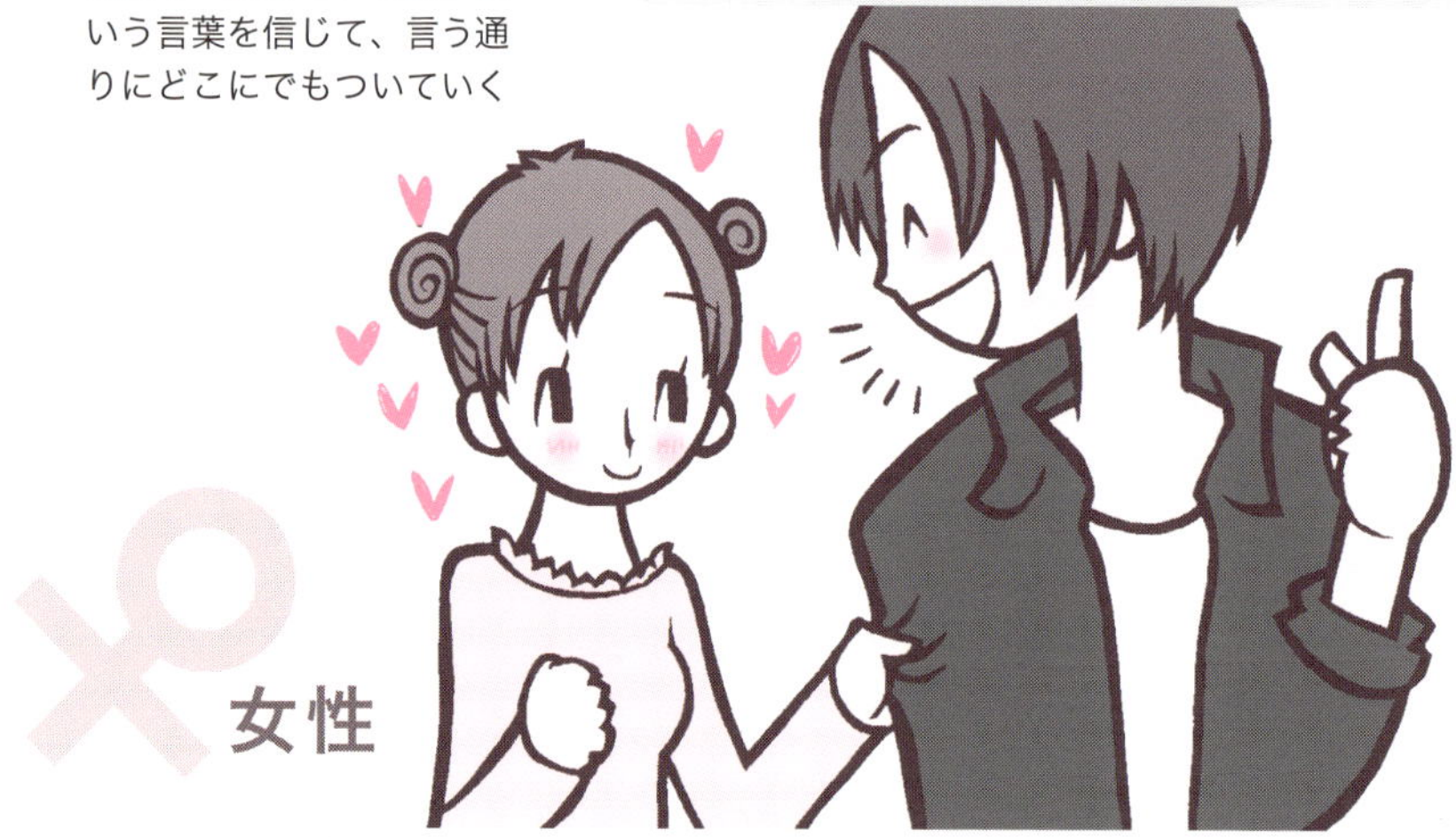

男女ともに相互交流が苦手

男性も女性も、恋をした相手と意思を通じ合わせることが苦手です。相手の真意がわからず、自分の気持ちも伝えられない、そのような状態であれば、少しでも改善し、すれ違いを減らす必要があります。

本人の気持ち

女性はお金がかかるから嫌だ

男女交際にはお金がかかるという先入観にしばられ、付き合う前から女性を嫌い、さけている子もいる

悩みの背景

女性をリードできない

常識を理解するのが苦手で、男女交際の基本的なルールもわかっていない。相手をリードできず、それが女性への苦手意識や、自信のなさになっている

男性の要求を読みとれない

男性が性的な興味だけをもって、舌先三寸のことを言っていても、その裏の本意が読みとれず、相手を信じてしまう。それがときには失敗につながっている

どう考えるべきか

利用されないようにしたい

交際下手な点につけこまれないようにする。言葉にのせられないよう、友達や家族に定期的に相談をする

表面的な恋愛を続けているうちに、誰も信じられなくなるという人もいる

一方通行の恋愛になる

アスペルガー症候群の子は、コミュニケーション能力が弱く、人の感情や人間関係の変化をみて、言動を調整することが苦手です。

恋愛している相手との間に気持ちの交流があまりなく、自分の理想だけ、あるいは相手の要求だけが優先された、表面的な恋愛になってしまうことがあります。

お互いの意思を確認するために、家族や友人の手を借りるのも、ひとつの方法です。

本人の気持ち

私を好きだと言ってくれた！

甘い言葉を、字義通りに理解している。しばらくは幸せな気分だが、やがて利用されたと気づくことがある

発達障害の人は、結婚できるのか

人間関係での失敗を繰り返すうちに、自己否定的になり、将来を悲観する子がいます。「自分には結婚なんてできない！」と嘆き、恋愛への意欲を失います。

悩みの例

結婚したいが方法がわからないJくん

Jくんは大学生。恋愛をしたい、いつかは結婚もしたいと考えていますが、そのためになにをすればよいのかがわからず、途方にくれています。自分の将来を悲観する日々です。

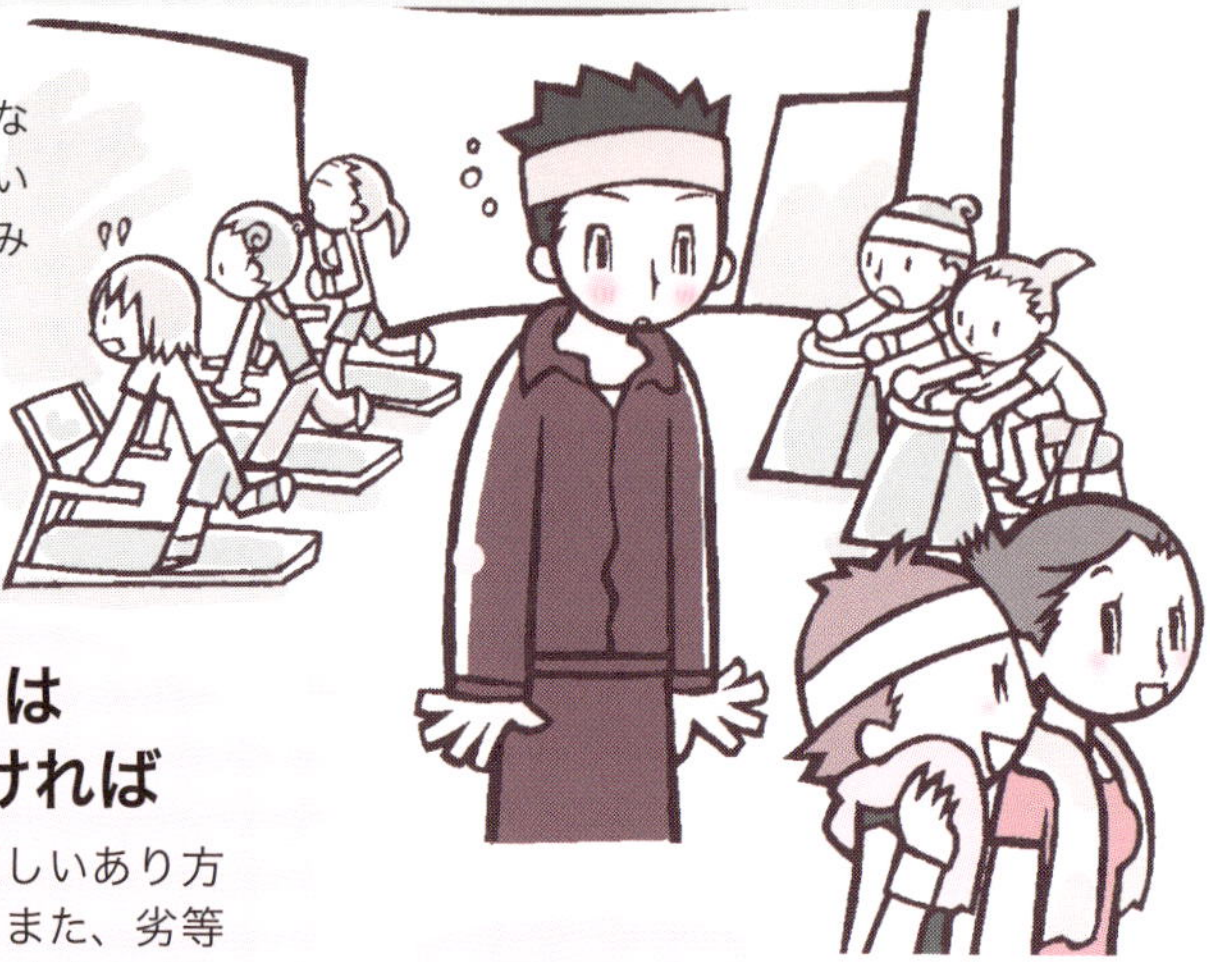

まわりの女性が気になるが、どう接してよいのかわからず、ただみつめているだけ

本人の気持ち

いつかは結婚しなければ

結婚をするのが正しいあり方だと信じている。また、劣等感が強く、結婚して自分も「ふつう」だと認めてもらいたいと考える子もいる

25歳までにするのが目標

お金はあまり使いたくない

実際に結婚している人が何人もいる

発達障害だから結婚できないなどという考えは、まったくの誤解です。実際に、結婚して幸せに暮らしている人が何人もいます。

アスペルガー症候群の子は、結婚に対して誤解を抱いたり、過剰な思いこみをもつことがありますが、それは周囲の人との対話によって解消できる問題です。

本人が誤解したまま孤立していると、大きな問題になる場合があります。周囲から話しかけ、誤解を解きましょう。

結婚を意識しないで、まず交流できればベスト。数人でいっしょにスポーツをするなど、気楽な付き合いから

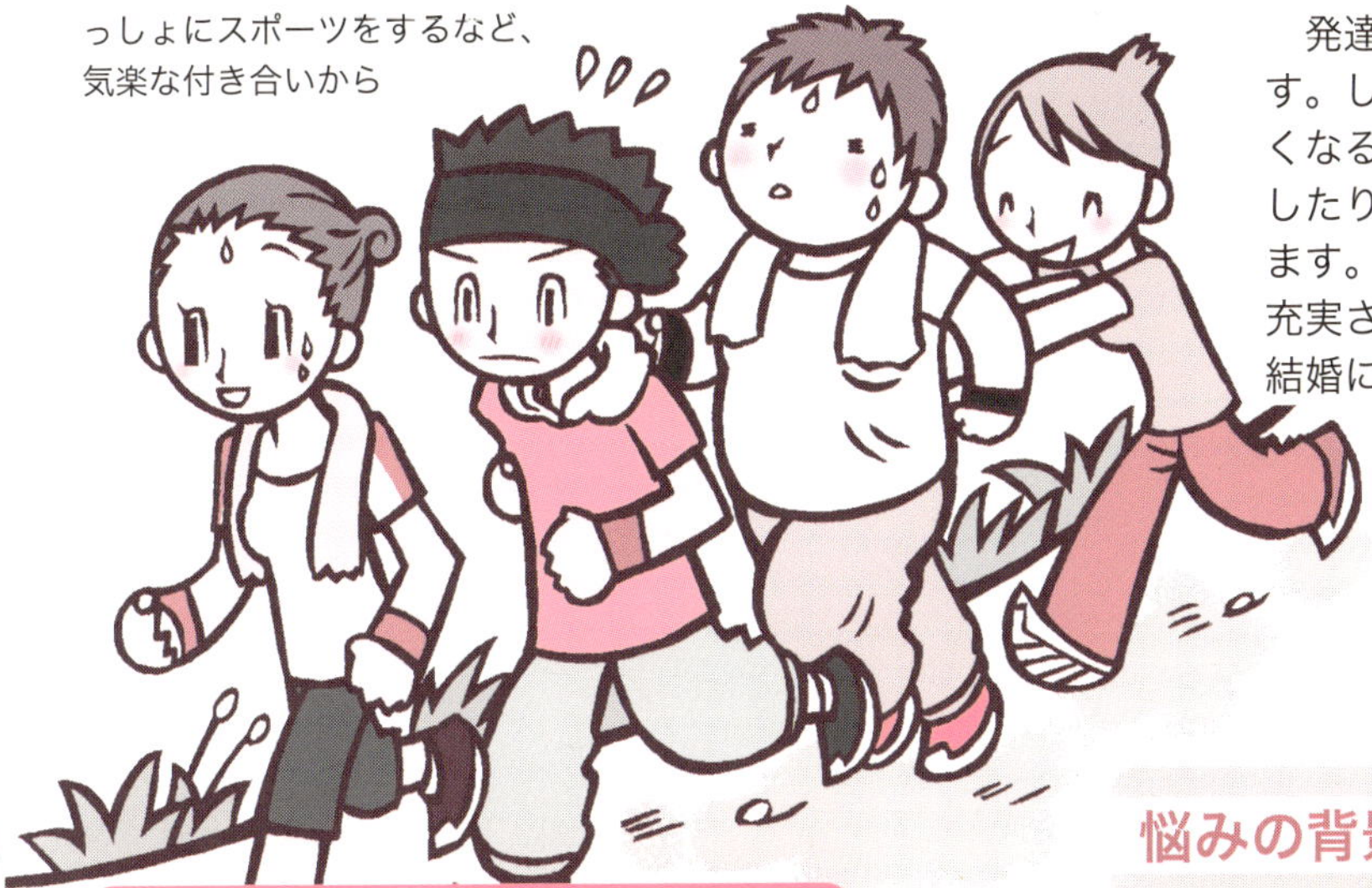

誤解が妨げになる

発達障害の人も、結婚できます。しかし、結婚への誤解が強くなると、そのせいで機会を逃したり、人間関係で悩んだりします。誤解を解き、社会生活を充実させていくことが、将来の結婚につながるはずです。

悩みの背景

結婚を誤解している

結婚についての悩みは多くの場合、誤解から生じている。社会性に乏しく、結婚を義務か、いずれくる予定のように感じている子がいる

早くしなければ、と思いこんで、結婚を急いでしまう。あとあと問題に

相手がいないのに資金の心配をするなど、考えが先走る。周囲に敬遠される

こだわりが強く、付き合える相手はいないと考えている。結婚を否定する

どう考えるべきか

まず友達付き合いをする

結婚は交際の延長線上にあることを理解する。そのうえで、友達付き合いを一つひとつ学んでいく

体験談が書かれている

海外では、自閉症スペクトラム障害の当事者が自分の置かれた境遇を本にまとめ、出版している例が多くあります。

ドナ・ウィリアムズやウェンディ・ローソンらの著書は、日本でも翻訳書が手に入ります。彼女たちの社会生活、結婚生活の描写が、参考になることでしょう。

マンガの通りに交際しようとする

異性に対する意識が高まり、性欲を感じるようになったとき、アスペルガー症候群の子は戸惑いがちです。ひとりで悩み、マンガやテレビで得た知識を実行する子もいます。

どう接するべきか、自分ではわからない

性的な感情にうまく対処できないのは、対処する方法を知らないからです。アスペルガー症候群の子の多くが、性についての知識を得ることに苦労しています。

性的な行動についての知識は多くの場合、あけすけには語られず、暗黙の了解として、子どもたちの間に広まっていきます。

アスペルガーの子は、はっきりと言葉にされない約束事を理解するのが苦手です。それで、年相応の行動ができずに、困惑するのです。

悩みの例

交際の仕方が極端なKくん

Kくんは性的な興味をおさえられず、異性と付き合うために、マンガやテレビでみた通りの方法で思いを告げました。そうするよりほかに、性欲に対処できなかったのです。

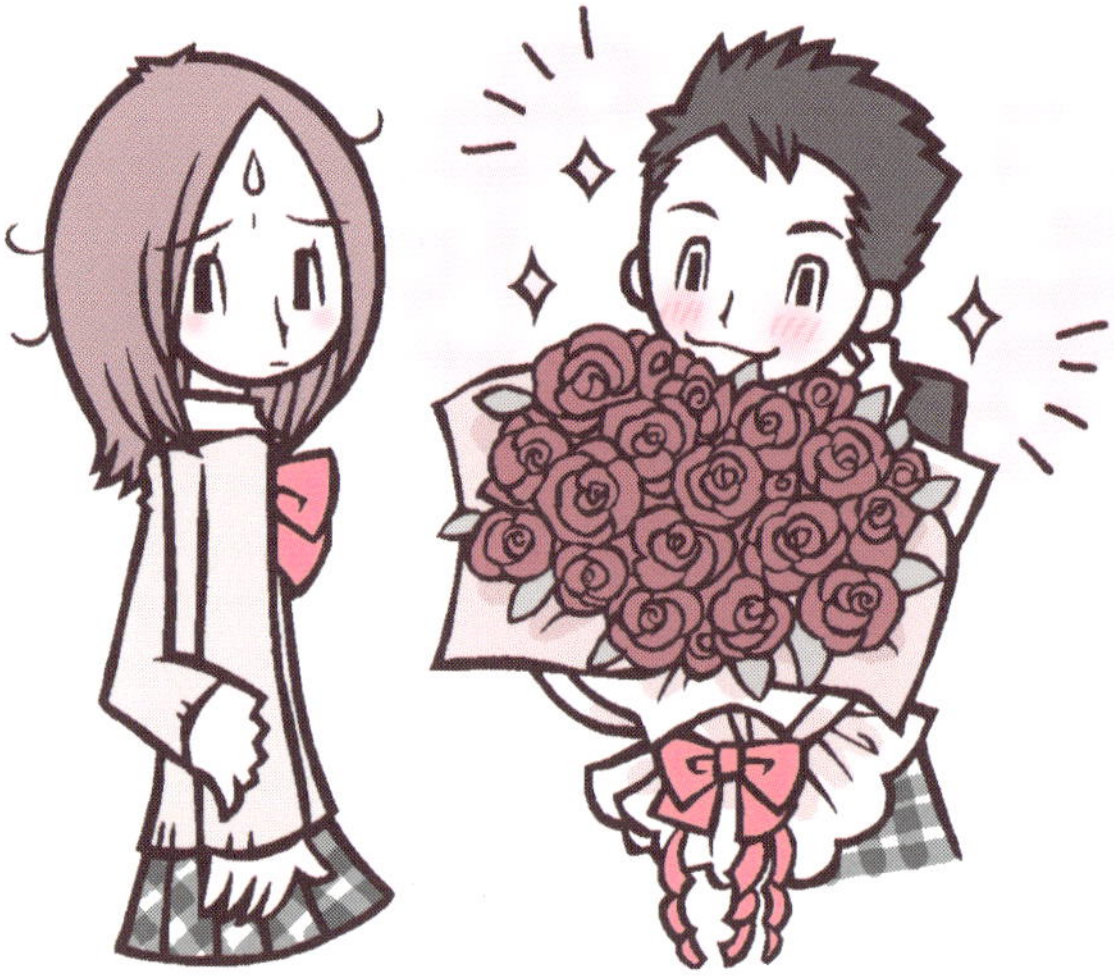

マンガでみた「俺と寝よう」というセリフをそのまま伝え、相手を困惑させる

本人の気持ち

彼女と絶対に付き合いたい

こまかいことはよくわからない

最高の方法で告白しよう！

マンガでみたことを信じている。花束を渡せば、好きな女性と関係をもつことができると考えている

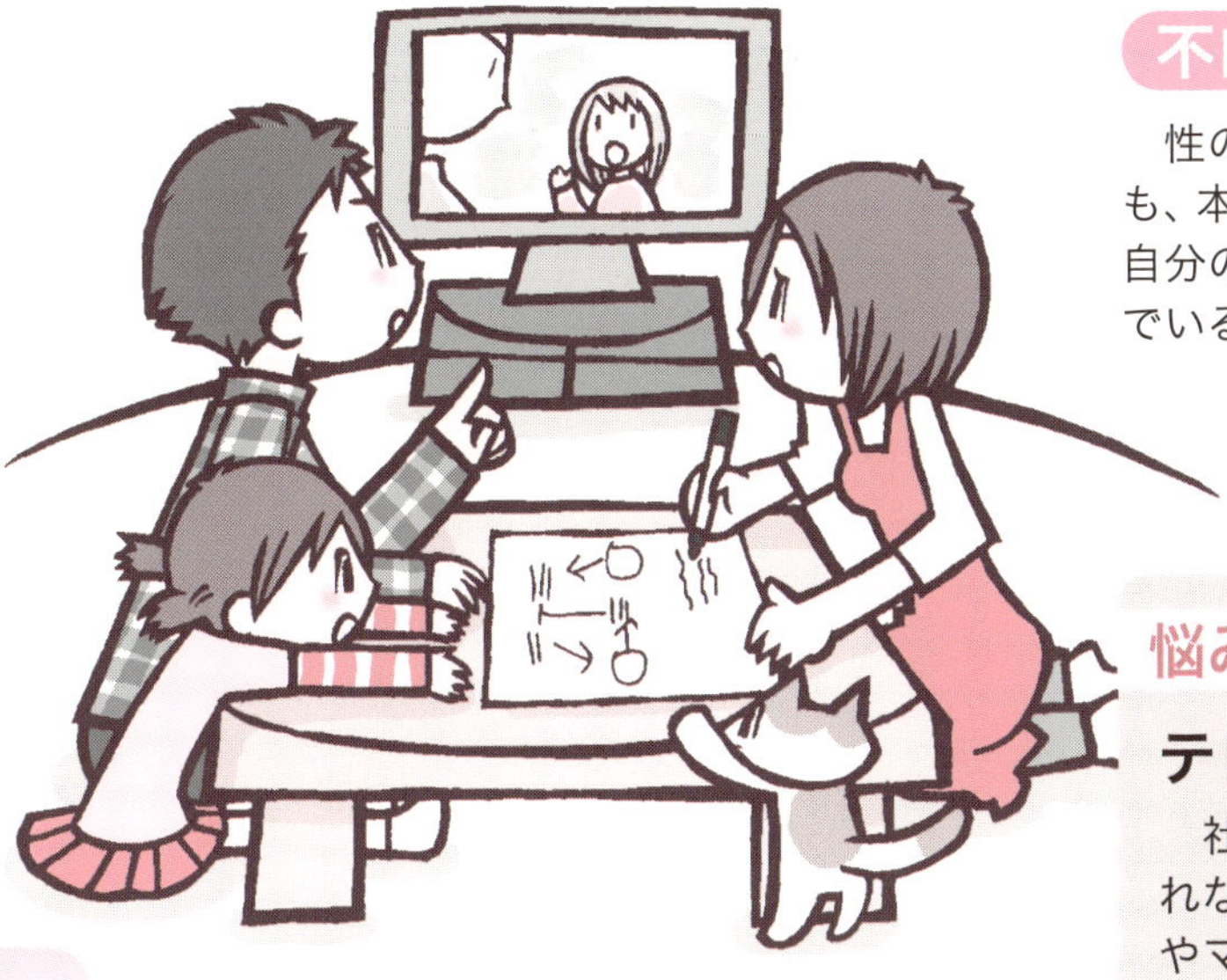

家族に説明してもらいながらドラマをみれば、誤解することは減る

不自然だと気づかない

性の意識が不自然な行動にむすびついていても、本人はそれをおかしいとは感じていません。自分の希望を形にしようと、一生懸命とりくんでいるつもりです。

悩みの背景

テレビやマンガで学んでいる

社会性が乏しく、男女の機微が理解しきれない。適度な接し方がわからず、テレビやマンガなどで、目でみて知った交際の場面を踏襲しようとする

「愛情」がよくわからない

愛情や性欲、恋愛感情など、形のない概念に戸惑う。想像力が弱く、自分の気持ちが愛情なのか性欲なのか説明できない

どう考えるべきか

間違った学習だと理解する

誤った方法で表現していることを自覚する。周囲から支援を受け、正しい知識を学習していく

交流のない人にも性的な誘いをして、相手をおびえさせる。相手の男友達と言い争いになることも

マンガで感情を理解できる人もいる

マンガが、必ず誤解にむすびつくわけではありません。マンガやテレビを通じて、感情表現の仕方、人の気持ちの読みとり方を学ぶ人もいます。

マンガやテレビが悪いのではなく、その受けとり方に問題があるとき、よくない結果が出るのです。誤った学び方をしていないか、周囲の人に言動を確認してもらうとよいでしょう。

悪気なく、異性の体にふれてしまう

社会性の乏しい子は、異性と接するときの距離のとり方がわからず、不用意に近づいたり、ときには相手の体に突然、ふれてしまったりすることがあります。

本人の気持ち

気持ちよさそう！さわらせてほしい

異性の体や身につけているもの、人とのふれあいなどに興味をもつ。相手の気持ちを考えずに、興味のあるものにふれようとする

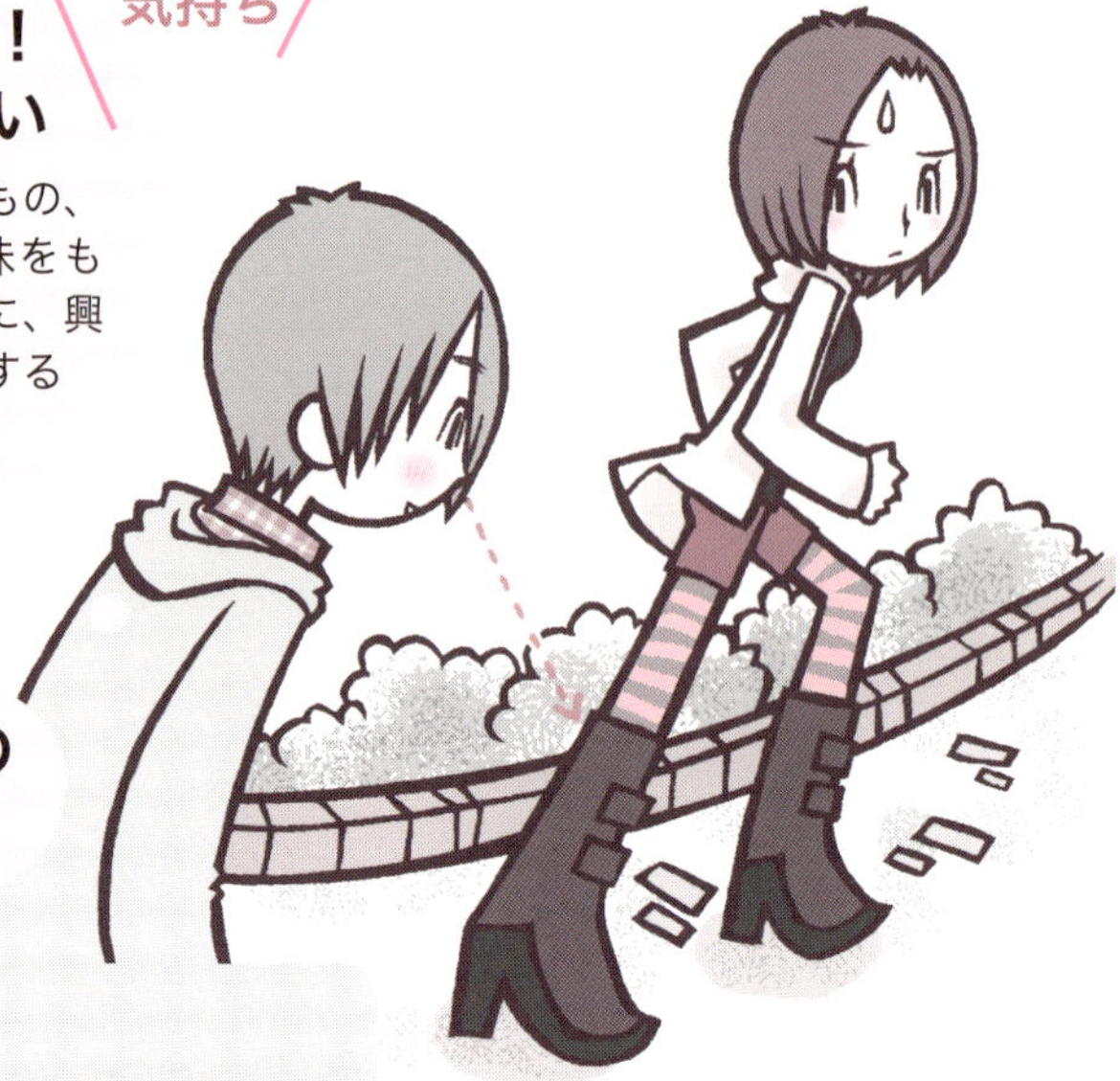

この人と仲良くしたい
好きなタイプのブーツだ

家族に何度も叱られ、くせは直ってきたが、道行く人の足を目で追ってしまう

悩みの例

女性の足にふれたがるＬくん

Ｌくんは幼い頃、女性の足に抱きつくのが好きでした。子どものうちはよかったのですが、高校生になってもそうしたいと言うため、問題になっています。

幼い頃の習慣が残っている

アスペルガー症候群の子が人の体にふれる問題を起こしてしまった場合、その原因として、さまざまな背景が考えられます。

よくあるのが、子どもの頃にスキンシップを楽しんでいて、その習慣が大きくなっても残っているという経緯です。幼い頃のように、まわりが喜んでくれると思っています。考え方を見直し、年齢相応のスキンシップを覚えれば問題は軽減していきます。

異性の体や持ち物に興味をもっている場合もありますが、それも適切な接し方を学ぶことで、行動の修正をはかれます。

悪いことだとわかっていない

多くの場合、アスペルガー症候群の子本人には、自分がセクハラをしているという意識はありません。相手が嫌がっていることがわからず、悪気なく、異性に近づいたり、視線を向けたりしています。

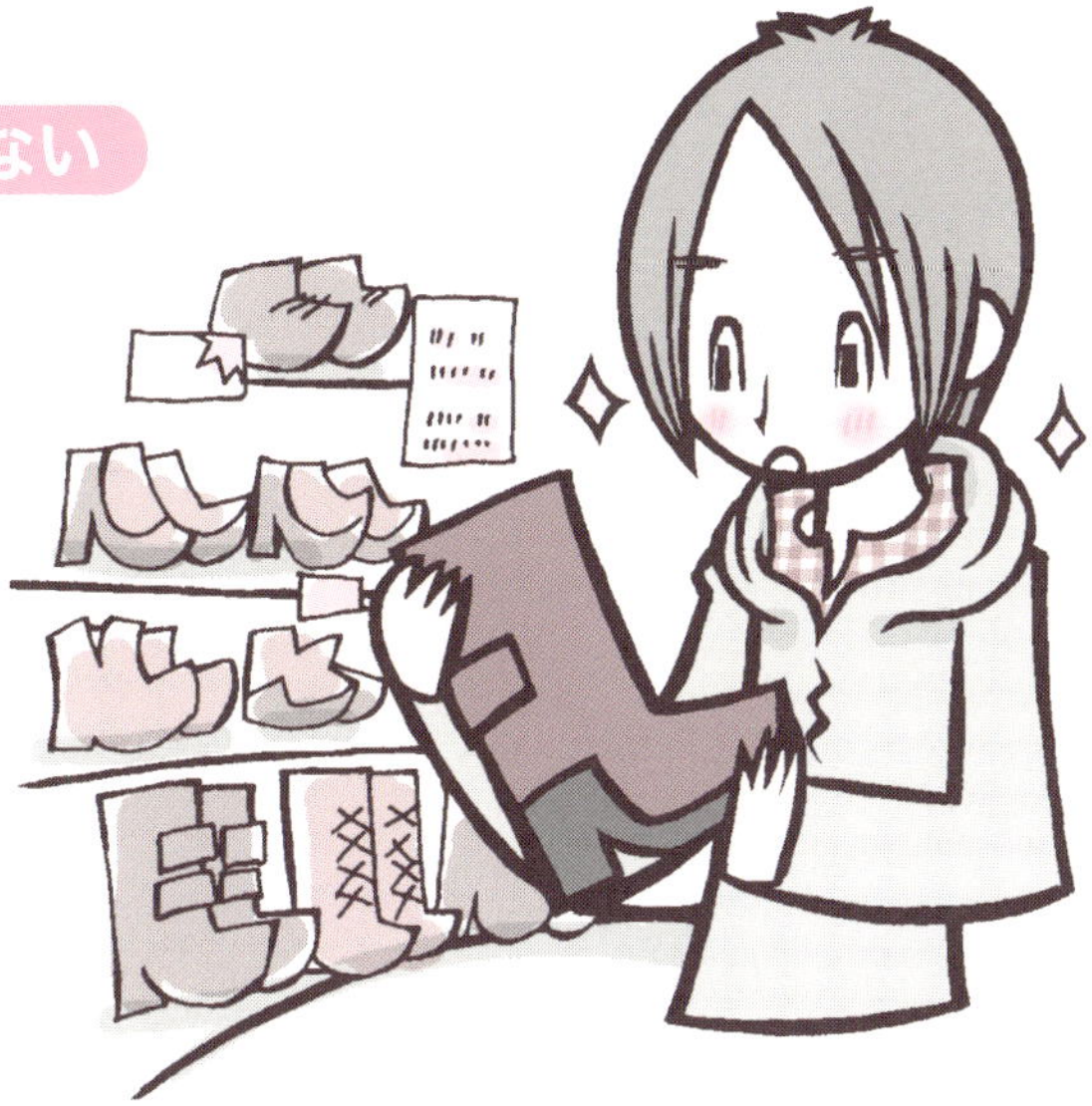

女性の体にさわりたいのではなく、ブーツの特定の素材に興味をもっている子もいる

人の持ち物に勝手に手を出したり、性別・年齢に不相応なものを買おうとしたりする

悩みの背景

着ているものに興味がある

ブーツやストッキングの感触、イヤリングの光沢などに強い興味をもち、そのために女性をみつめている場合がある

習慣になってしまっている

幼児期に母親や親類の女性に抱きついていたくせが残っている。社会性が乏しく、年齢相応の男女関係がわかっていない

性的な興味がともなってくる

幼い頃からの「女性の足をみる」習慣に、じょじょに性的な意識がともなってくる場合もある

どう考えるべきか

よくないことだと自覚する

人の体に無断でふれてはいけないという意識をもつ。家族や友人に協力してもらい、考え方を見直す

不幸な例では、同様のトラブルを繰り返し、通学先や勤務先から厳しい処分を受ける場合もある

アドバイス

性の知識は隠さずに、前向きに伝えます

なぜか？　曖昧にして、本人任せにしていては、間違った学習をする可能性があるからです。正しい知識を早く伝えましょう。

ケーススタディ

Ｌくんの場合

女性の足に目を奪われやすいＬくん。まわりに人がいても、あからさまに女性をみつめるため、まわりには奇異なふるまいをすると思われます。

1

同級生に、いやらしい子だと思われている。会話や共同作業を嫌がられることがある

←

本人に他意はないが、視線の向け方や会話の内容に、適切な配慮ができていない

2

本人は、自分は嫌われ者だと考え、なにをしても状況は変わらないと考えている

↓

行動面の問題に気づけない。コミュニケーション能力の低さもあり、言い訳も下手

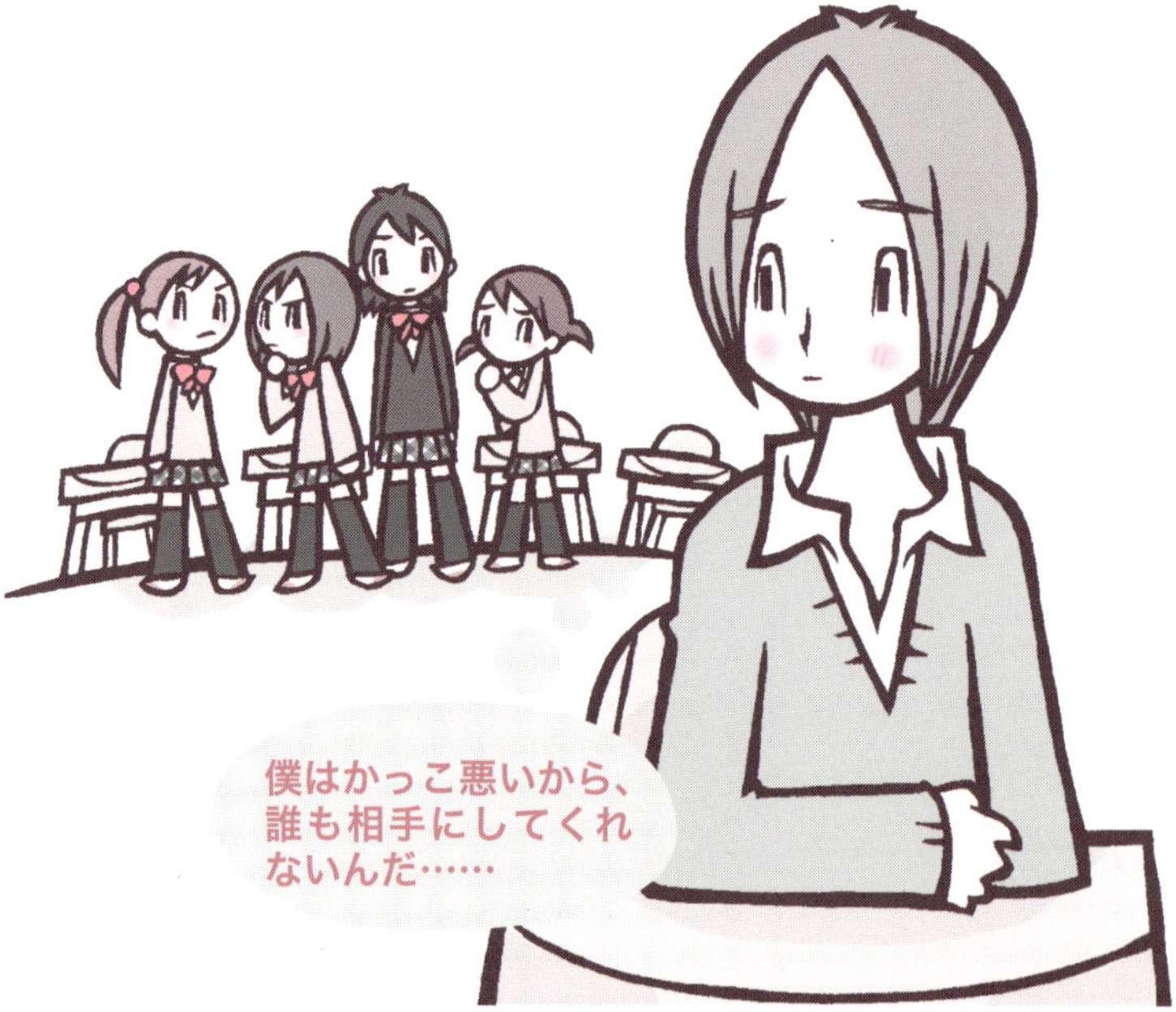
僕はかっこ悪いから、誰も相手にしてくれないんだ……

性の意識のかたよりが、行動に出て、異性にさけられる

性の知識が増えても、問題は広がりません

アスペルガー症候群の子に性の知識を伝えると、自慰行為や性行為に興味をもち、トラブルになるのでは、と心配する人がいます。

その考えは誤っています。トラブルは、知識や理解が不足しているときに起きるのです。知識を正しく伝えれば、問題は減っていきます。

悲観的に伝えないことがポイントです

恋愛や性についての説明をするときには、必要以上に否定的にならないことが大切です。

「結婚できないかも」「恋愛は難しい」などと、マイナスイメージの言葉をつかうと、本人の意欲がそがれます。その言葉をきっかけに、努力を放棄する子もいます。行動を変えれば状況も変わるのだと、具体的に前向きに伝えましょう。

3

自分はまわりの子よりも極端に性欲が強い、異常者なのではないか、と考えはじめる

← ほかの子との違いに気づきはじめても、対処法がわからなくて落ちこむ

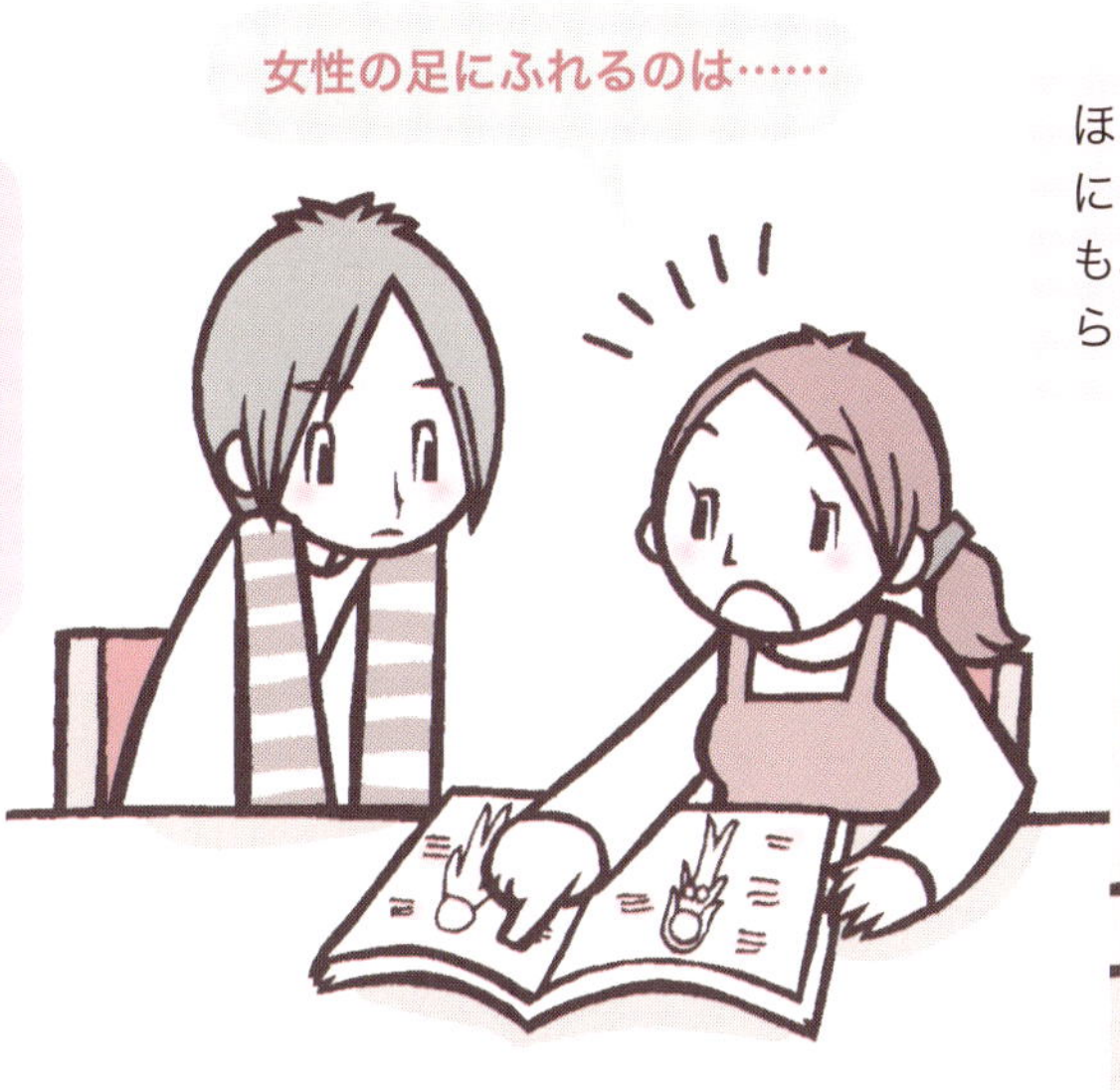

家族や年長のきょうだい、友達などが率先して、話し合いの機会をもうける

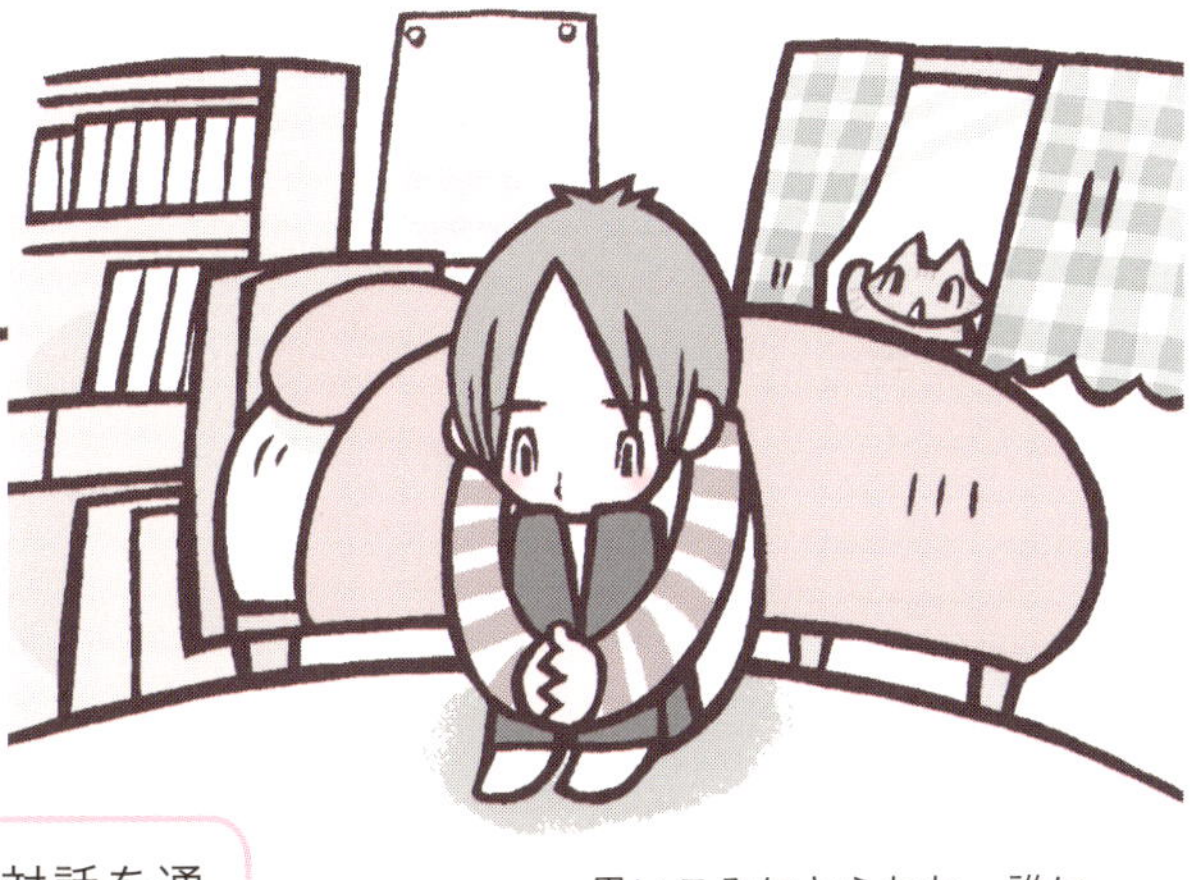

思いこみにとらわれ、誰にも相談できない

4

家族や友人との対話を通じて、自分の特性と行動面の問題を理解する。正しい行動を覚える

← 適切な行動規範をルールとして身につければ、それにしたがうことは得意

手がふれあうことにストレスを感じる

人にふれたがって問題になる子とは反対に、さわられることを嫌がって、人間関係がうまくいかなくなる子がいます。知覚過敏の特性がある子です。

本人の気持ち

なぜ彼は手をふれたがるんだろう

皮膚の過敏性について、自分と相手との間で認識の違いがあることに、なかなか気づけない。ひとりで悩む

さわられるのが嫌。ストレスを感じる

性欲のない人と付き合いたい……

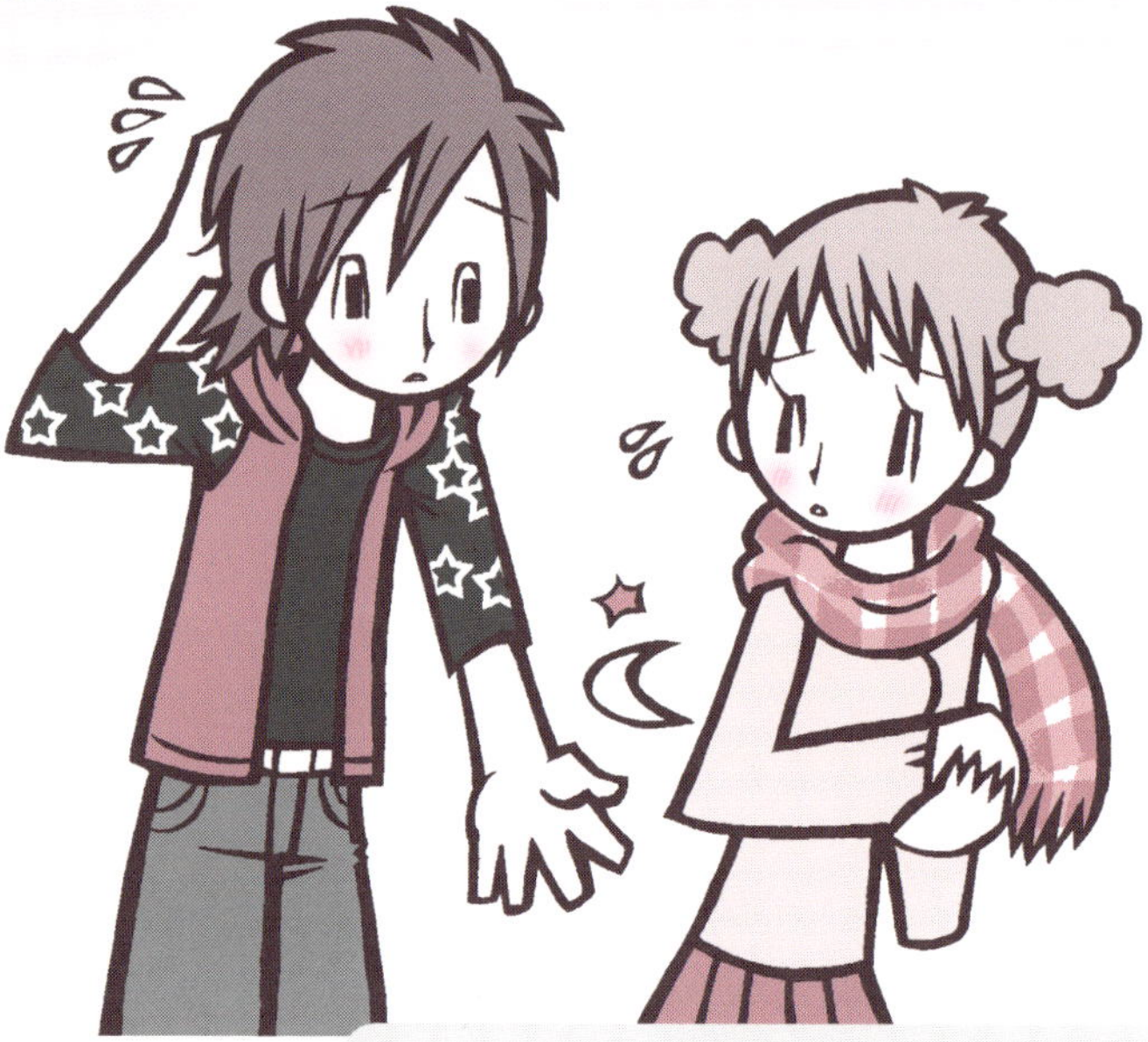

彼氏が手をつなごうとすると、嫌がってよける。そっとさわられるのが苦手

悩みの例

さわられるのが苦手なMさん

Mさんは、異性との付き合いに興味をもち、同じ大学の男子生徒と交際をはじめました。しかし、肌や髪にふれられることを嫌がり、相手を困らせています。

スキンシップに愛を感じない

接触にストレスを感じるMさんにとって、スキンシップは愛情表現ではなく、嫌がらせのようなもの。手をつなぎたがる相手の気持ちが理解できません。

ふれあいに対する感じ方が違う

アスペルガー症候群の子は、代表的な三つの特性のほかに、感覚面や運動面のかたよりにも悩んでいます。触覚や聴覚などが過敏だったり、体を細かく動かすことが苦手だったりして、生活上での困難を抱えるのです。

思春期にはとくに、人とふれあうときに問題が起きます。スキンシップへの感じ方がほかの子と異なり、ふれあいはストレスだと言って嫌がるため、気難しい子だと思われてしまいます。

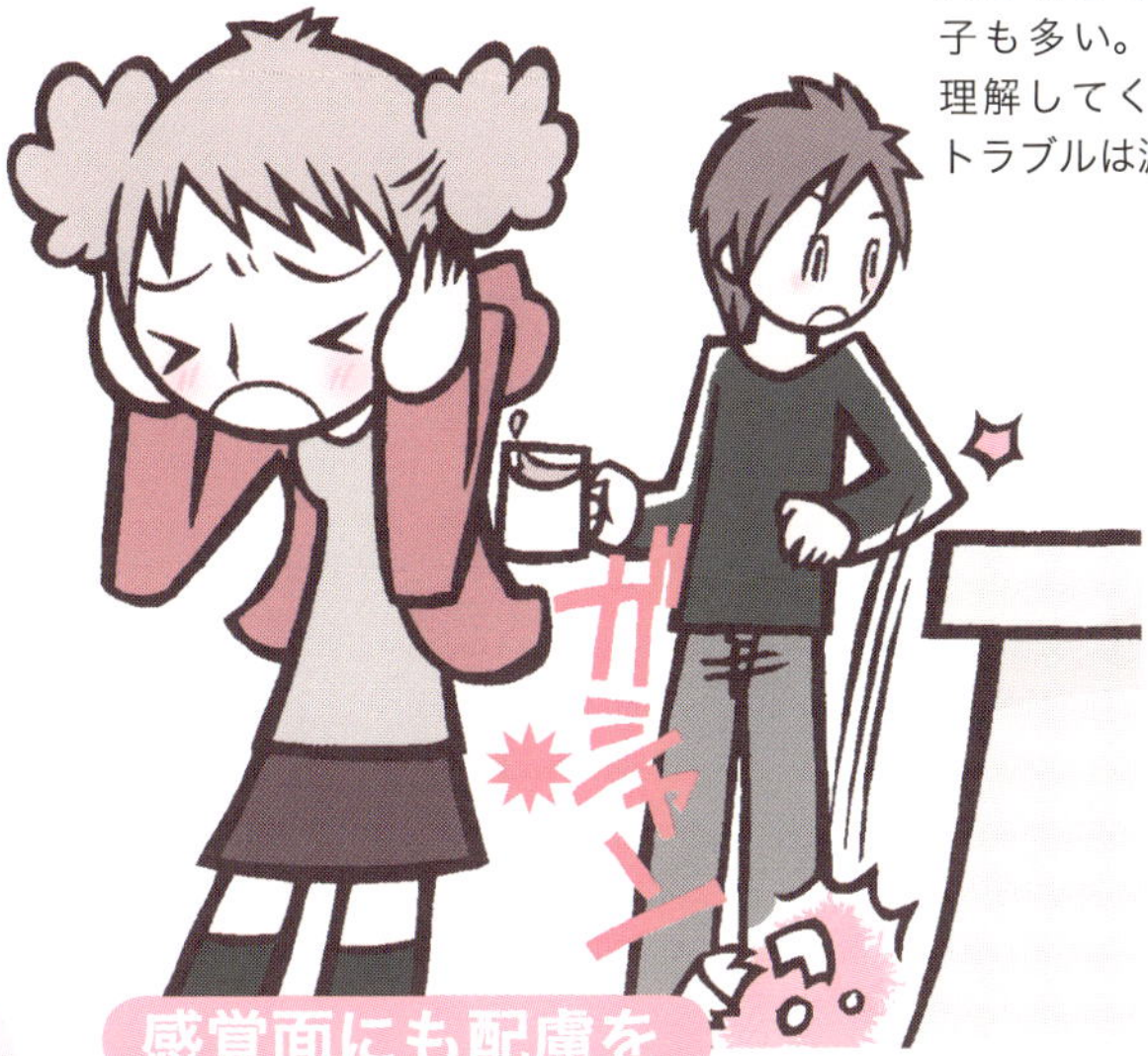

大きな音を嫌がる子も多い。相手が理解してくれればトラブルは減る

感覚面にも配慮を

性についての知識や行動を見直していくのと同時に、感覚面のかたよりにも、配慮していく必要があります。理解が深まれば、本人も周囲の人も、お互いにストレスが軽くなります。

悩みの背景

皮膚感覚が人と違う

手をつなぐことができないのは、皮膚感覚が過敏だから。感じ方にかたよりがあり、そっとさわられるのは苦痛で、我慢がならない

ふれ方の強さもわからない

我慢してスキンシップをしようと思っても、適度なふれ方がわかりません。相手の手を思いきり握りしめて、相手をますます困惑させます。

どう考えるべきか

過敏性への理解を求める

感覚のかたよりは、すぐには変えられない。過敏性への理解を求め、苦手なことはひかえてもらう

感覚面のすれ違いに気づかないままでいると、関係が悪化する。男性不信になる子もいる

人前で自慰行為をすることが問題に

恥ずかしさを感じにくいことも、アスペルガー症候群の子の、思春期の悩みのひとつです。人前で裸になったり、自慰行為をしたりするトラブルがあります。

悩みの例

人前で性器をさわるNくん

中学生になり、第二次性徴を迎えたNくん。性器をさわることをストレス解消の手段として覚えてしまい、それを人前でおこなうことが、家族を悩ませています。

いきなり着替えはじめる

Nくんは、性器をさわることのほかに、人前で裸になることにも、恥ずかしさを感じません。異性がいるところで服を脱ぎ、トラブルになったこともあります。

自慰行為をしたこともある

以前には、人前で性器にふれ、自慰行為をしてしまったこともあります。本人には罪悪感はなく、注意されてはじめて、いけないことだと気づいたのです。

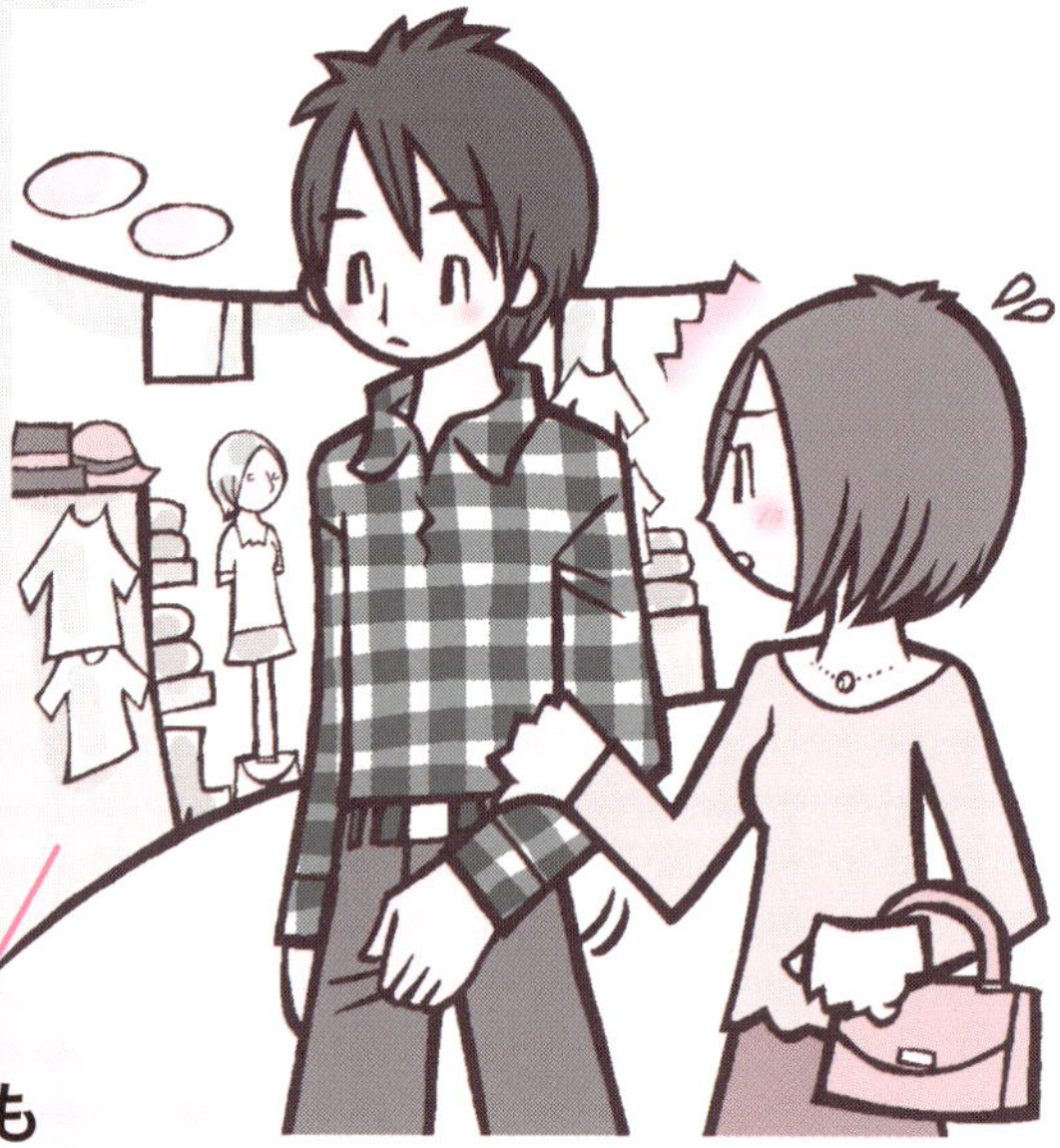

買い物中に、服の上から性器にふれる。注意してもなかなか直らない

本人の気持ち

人がみていても気にならない

不安になると、リラックスしたくてさわる

性器をさわると気が休まる

性器をさわることや自慰行為を、気持ちを楽にする、リラックスすることとして身につけている場合がある

恥ずかしさを感じない

人前で脱衣や自慰行為におよぶ背景には、社会意識の欠如があります。アスペルガー症候群の子には、自分の社会的な評価を意識しない傾向があり、恥ずかしさを感じにくいという特徴があります。

悩みの背景

公私の区別がついていない

想像力の弱さが影響して、どこからどこまでが私的な空間か、わかっていない子がいる。自宅で許されることは、人前でもしてしまう

恥ずかしいことだと思っていない

「恥」という概念が理解できず、どの行為が恥ずかしいことなのか、よくわかっていない。よくない行為だとはっきり教えないと、気づかない

ストレスの表現である場合も

自慰行為をストレス解消の手段としている場合、不安が高じたときに、そのサインとして性器をさわる場合もある。ストレス対策も必要

どう考えるべきか

条件を決めて、覚えておく

マニュアル的に覚えるのが最善策。自室のベッドやトイレなど、性器にふれてよい場所を明確に決めると、問題が減る

人前での自慰行為は、大きな問題につながりやすい。人間関係が一挙に崩れる場合もあるため、早期の対処が望まれる

性欲にひとりで対処できない

アスペルガー症候群の子は、教わったことをこなすのは得意ですが、自分で新しいことを学ぶのは苦手です。コミュニケーション能力、想像力が弱いためです。

彼らにとって、自慰行為のように、表に出にくい情報を自主的に調べるのは、難しいことです。その結果、性欲に誤った方法で対処することになるのです。

適切な態度を早く身につけるべき

性欲や自慰行為を原因とするトラブルには、早期の対処が必要です。放置すると、大きな問題につながるおそれがあるためです。

性の話題には抵抗を感じるかもしれませんが、曖昧な表現はさけてください。家族から本人に話をもちかけ、正しい知識を伝えましょう。

悩みの解決法

恋愛観のずれを認識する

恋愛にともなう問題の多くは、認識のずれから生じています。
アスペルガー症候群の子には悪意はなく、考え方にずれがあるだけなのです。

理解する　問題になりやすい点を把握する

恋愛観がずれているかぎり、交際の問題は、なかなか減りません。自分の考え方のうち、一般的な常識とずれている部分を確認しましょう。同時に適切な理解ができている部分も確かめると、自信につながります。

Point
同時によい面にも目を向ける

問題になりやすい「ずれ」

アスペルガー症候群の子は、考え方や感じ方が、社会常識とずれています。それが、恋愛観の行き違いにつながります。

社会常識

気持ちのずれ

感情表現を読みとる力が弱いため、意中の相手との間で、気持ちがすれ違う。相手が望んでいないことをする

知識のずれ

マンガやテレビ、友人の話を信じこんで、極端な方法で交際することを学ぶ。知識が一般的な理解とずれる

感覚のずれ

スキンシップを苦手とする人が多い。触覚のほかに、聴覚や嗅覚のかたよりで周囲と衝突することもある

放っておけばおくほど、社会常識からずれていく

自覚するだけでも大きく変わる

アスペルガー症候群の子の恋愛にまつわるトラブルは、多くの場合、思い違いから生じています。

本人が、悪意をもっていることはありません。考え方が相手と異なっているのです。そのために相手とすれ違い、やがてトラブルを起こしてしまいます。

考え方の違いにさえ気づけば、トラブルは減ります。相手が嫌がっていることがわかると、行動に見直すべき点があることも、自然とわかってきます。

「妥協したくない」と言う子もいる

まわりから指摘を受け、適切なふるまい方を教えられても、考え方を変えない子もいます。妥協することを嫌がり、自分らしさを大切にしようとしているのです。

それもひとつの考え方です。友達との交際にこだわらず、ひとりで行動するのもよいでしょう。大問題にならないかぎり、考え方を無理に変える必要はありません。

家族や友人と相談する

ひとりで考えこんでいても、自分のかたよりには、なかなか気づけません。ずれを把握し、修正するためには、家族や友人から相談をもちかけるのがいちばんです。

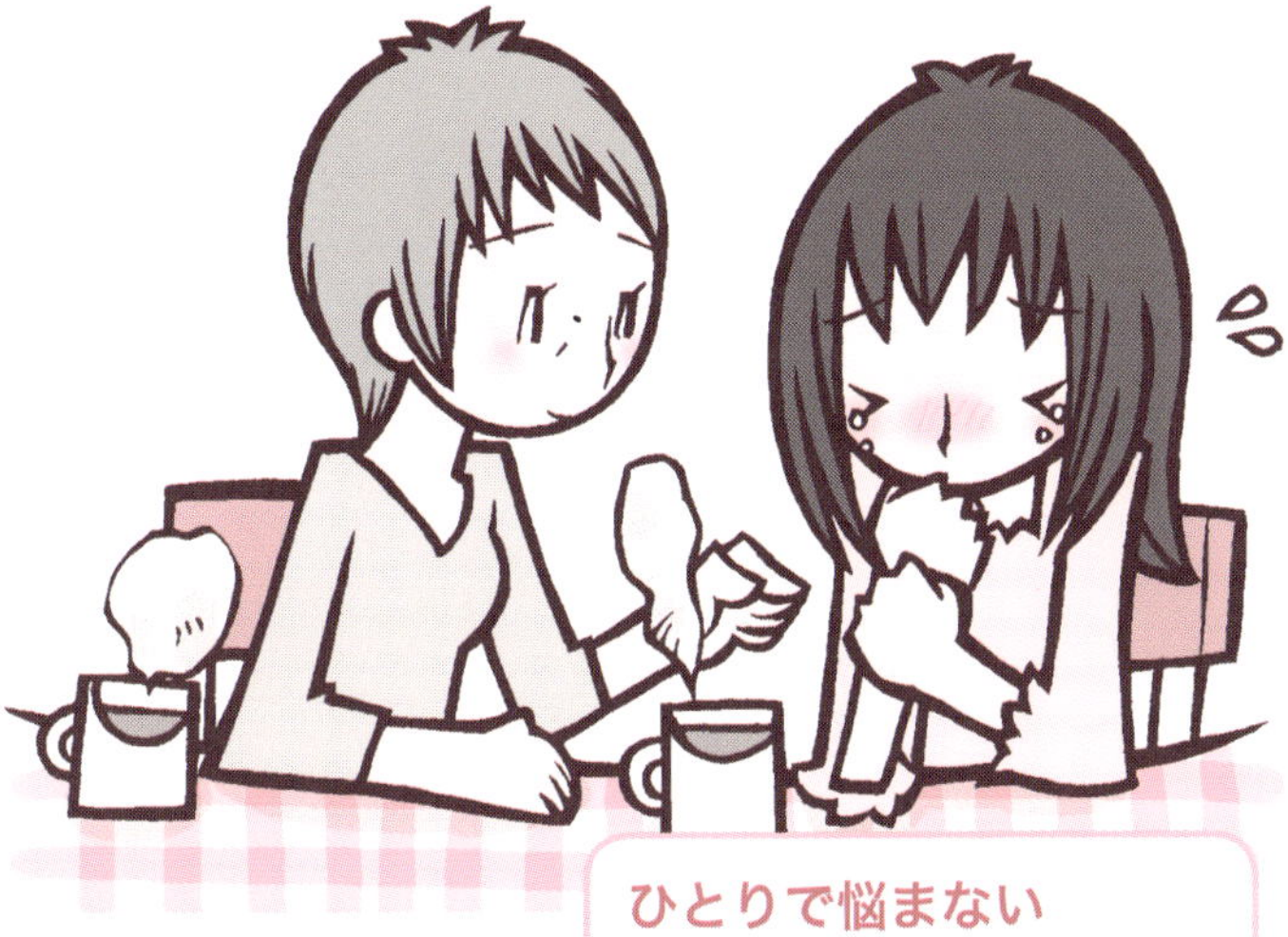

自分を責めるのはやめて、家族と相談を

ひとりで悩まない
ずれは、自分にはわからない。ひとりで考えると「自分が悪い」と自己否定的になりがち

問題が起きたら相談
問題の背景は複雑。すれ違いが起きるたびに周囲と相談して、ずれを確認する

感情的に話さない
考え方が違う相手とは、話が平行線になりがち。感情的にならないように注意

悩みの解決法

「ソーシャルストーリーズ」で学ぶ

恋愛感情の表現の仕方や、異性との適切な接し方を学ぶためには、ソーシャルストーリーズと呼ばれる方法を参考にするのが効果的です。

実践する　人の気持ちの読みとり方を学ぶ

ソーシャルストーリーズを参考にして学ぶと、人の気持ちや考え方が具体的に理解できます。文章や絵で表現されたストーリーをみて、表情や気持ちの見分け方を、実践的に学ぶのです。

Point
文章や絵を活用して学ぶ

ソーシャルストーリーが役立つ

情報を文字や絵で示したストーリーは、アスペルガー症候群の子にとって、理解への大きな助けとなります。

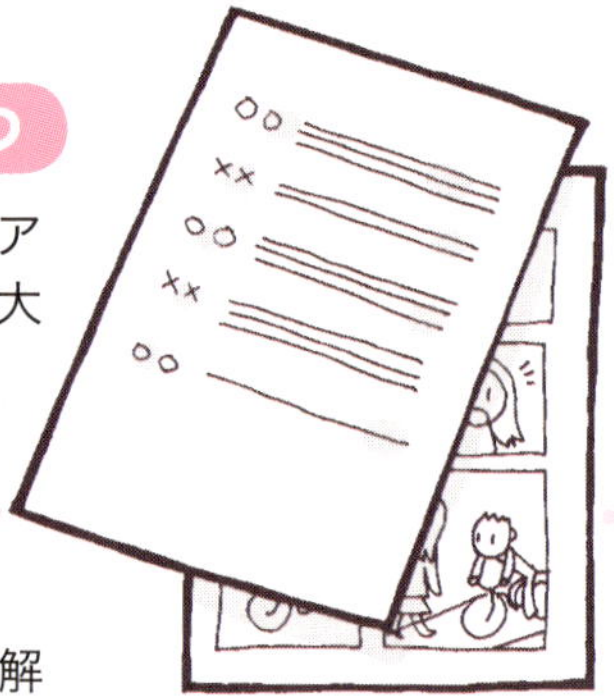

ソーシャルストーリーズ
あるストーリーを通じて、社会通念を理解する方法。話は文字で書かれることが多いが、絵や写真を使ったものもある。この方法を参考にして、感情表現を学ぶとよい

目にみえる形で示すため、アスペルガー症候群の子にも理解しやすい

- 文字、絵、図などを使うため、わかりやすい
- 人の気持ちを想像することのきっかけになる
- 言葉やあいさつの、適切な使い方に気づく

紙とペンがあればすぐできる

ソーシャルストーリーズを参考にするとき、専門的な道具は必要ありません。紙にストーリーや意見を書きこんでいき、家族や友人と話し合うだけです。話を聞くのが苦手な子も、文章になっていれば理解しやすくなります。

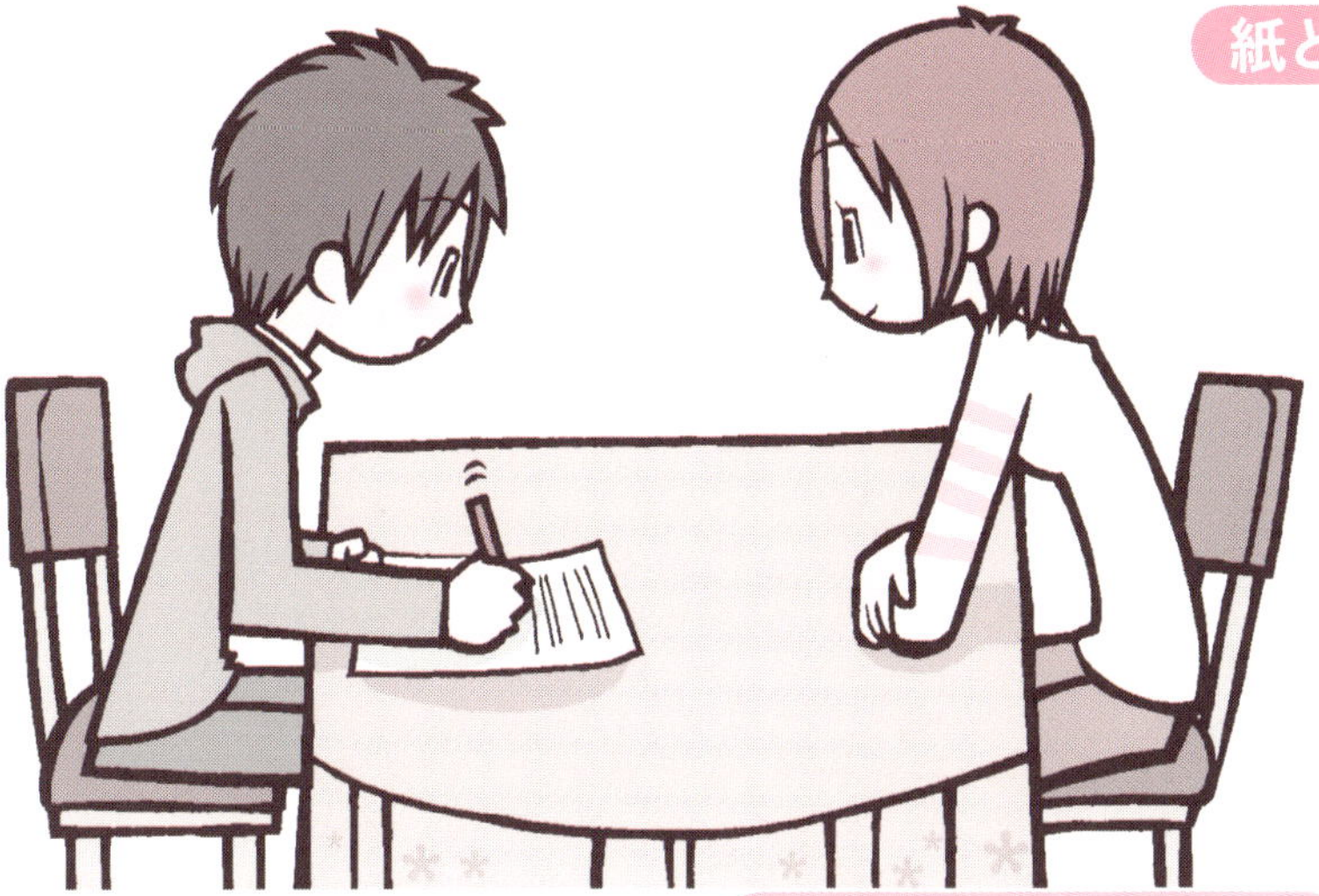

ストーリーを読みながら相談すると、ふだんの相談ではわからなかったことに気づく

①問題を把握する

「相手の気持ちを考えずに交際を申しこむ」など、実際に問題になったことを、本人や周囲が把握する

②下準備をする

問題をみつめ直すための題材として、ストーリーを準備する。実際に失敗したエピソードを文章化するだけでよい。台本のようにセリフを書いても、わかりやすい

③話を読む、書く

ストーリーを読み、そのときの人の気持ちを想像して、話し合う。ストーリーを本人が書き起こしてもよい。状況を振り返りながら書ける

文章でストーリーを描写するのが基本だが、絵を使ってマンガにしたり、図を入れてもよい

ストーリーを参考に考え方を見直す

ソーシャルストーリーは、理解のためのきっかけです。ストーリーを読み、それを参考に考えを深めることで、感情表現や社会性への理解を豊かにします。

自分が失敗したことのあるエピソードを文章で読み、なぜ失敗したのか、そのとき周囲の人はどう思っていたのか、考えていくのが基本形です。

問題が起きた瞬間にはあわてていて理解しきれなかったことが、あとで文章を使ってふり返ると、よくわかります。

悩みの解決法

不適切な行動は、予防できる

まわりを驚かせるような性行動も、アスペルガー症候群の子本人が認識をあらためれば、少しずつおさまっていきます。

予防する　適切なふるまいに置き換える

まわりの迷惑になる行為を、別の適切な行為に置き換えていきます。ふるまいや話し方をひとつずつ、ルールを覚えるようにして身につけていくと、問題が減って、適切にふるまえるようになっていきます。

Point
規則として覚えていく

適切がわかっていない

アスペルガー症候群の子は、場面や相手にあわせて、適切な言動を選択するのが苦手です。その特性が根底にあって、不適切な行動が生じてくるのです。

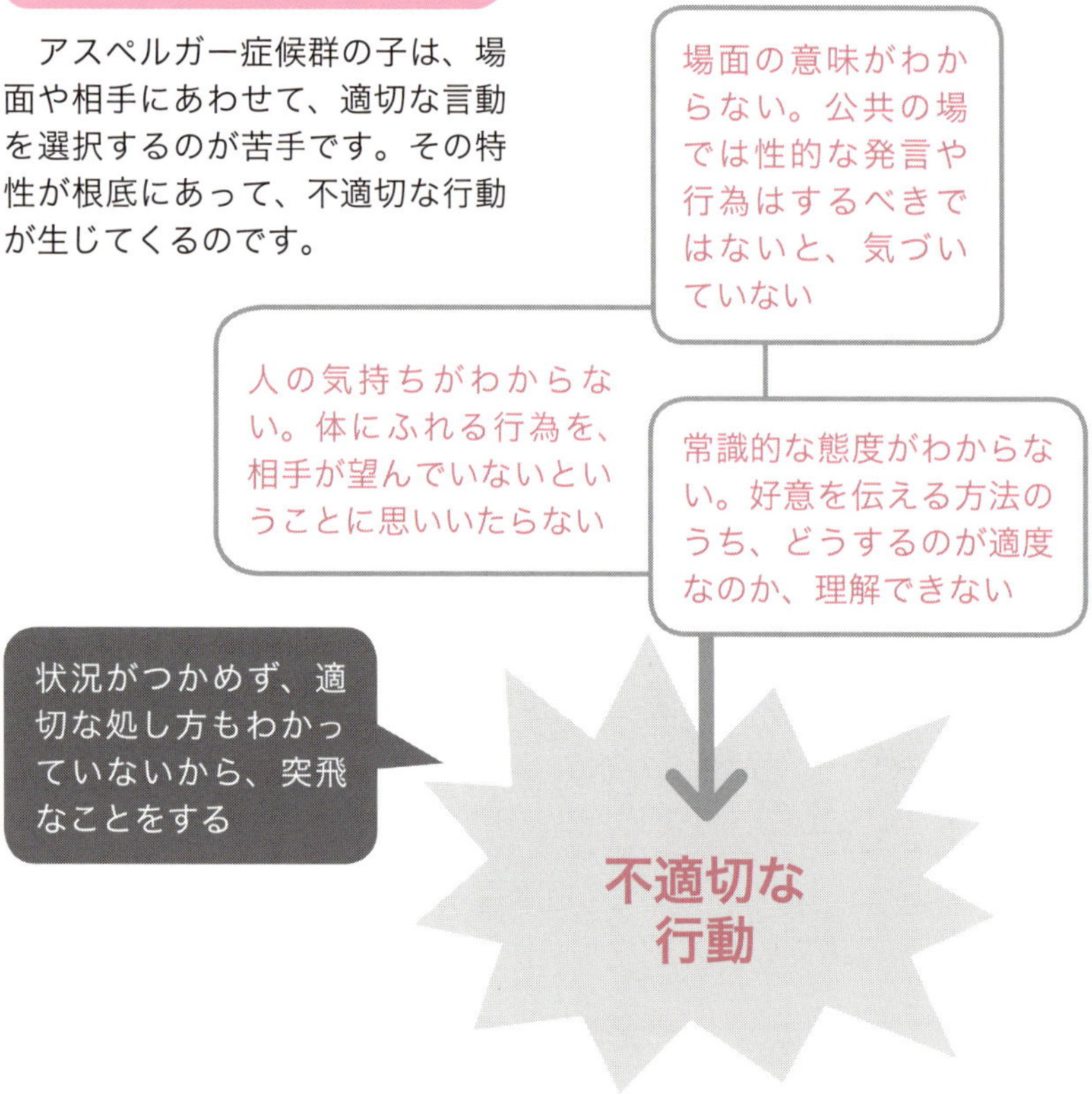

場面の意味がわからない。公共の場では性的な発言や行為はするべきではないと、気づいていない
人の気持ちがわからない。体にふれる行為を、相手が望んでいないということに思いいたらない
常識的な態度がわからない。好意を伝える方法のうち、どうするのが適度なのか、理解できない
状況がつかめず、適切な処し方もわかっていないから、突飛なことをする
不適切な行動

反発しないで、正解を教わる

適切な行動を覚えるためのコツは、まわりの人の助言をよく聞くこと。周囲の指摘に反発しているうちは、なにが適切か、わかりません。家族や友人と協力して、問題解決をめざしましょう。

不適切な行動

○ 教わる

適切な行動を具体的に教えてもらう。話し方、接し方、人前でしてはいけないことなど、文字でリストアップすると覚えやすい

はじめはゆるやかなルールを覚え、状況にあわせて、細やかな行動規範に変えていくとよい

適切なことが身につく

じょじょに適切なふるまいが身につく。覚えるだけではなく、ときおり家族や友人と相談して、より適切になるよう調節する

× 反発する

なにも教えてもらっていない、悪いのは自分ではないと反発していると、いつまでたっても適切な行動が身につかない

禁止され、より不満に

周囲の人が警戒する。異性に近づくだけで叱られるなど、厳しい扱いを受ける子もいる。不満が増していく

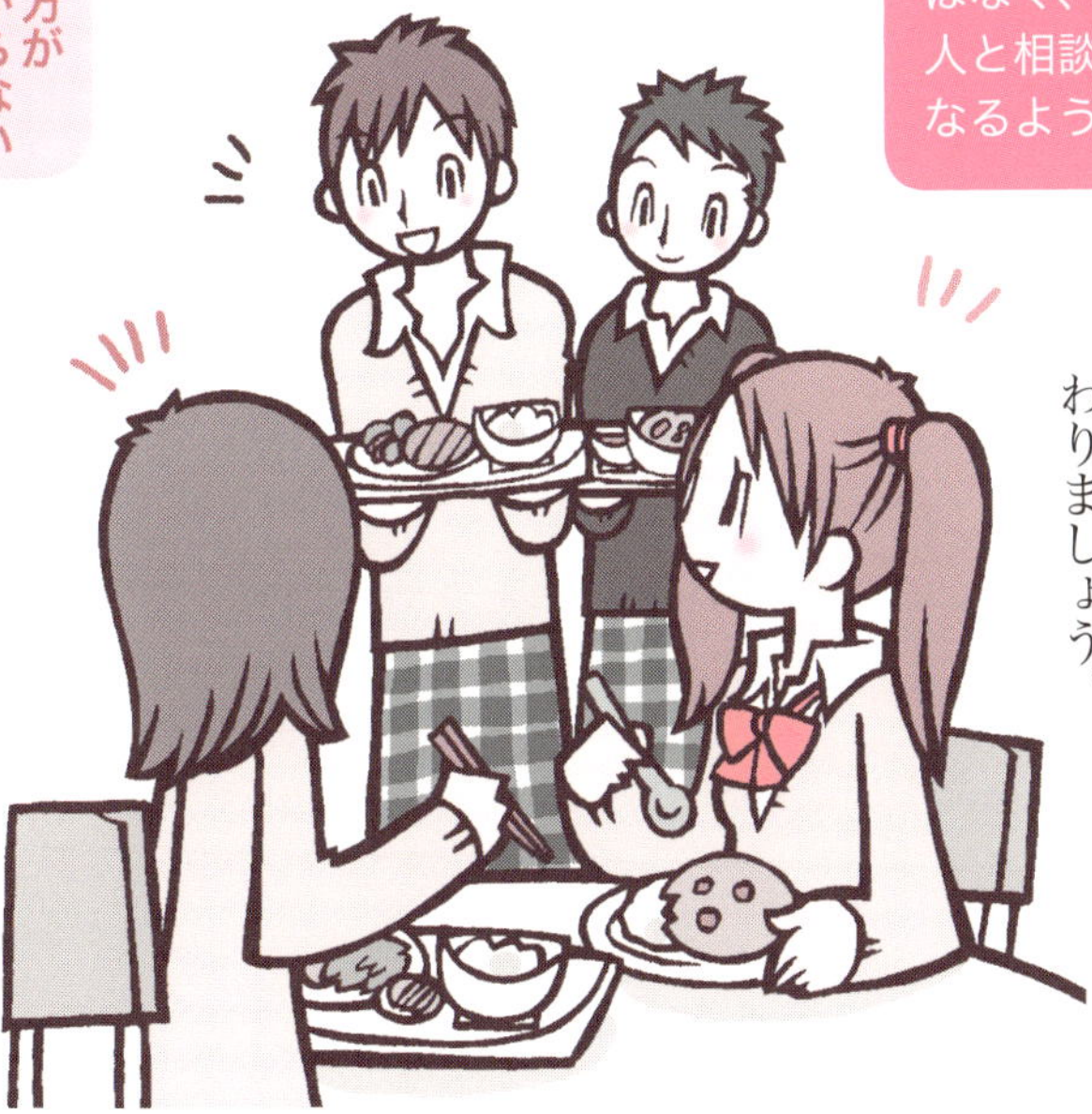

女の子の隣に座りたいときは、いきなり近づくのではなく、ひと声かけてから

できるだけ早く、正しい知識を得る

不適切な行動をしている子は、多くの場合、自分が間違っているとは思っていません。自らの希望にそって行動しています。

問題意識がないため、人から言われるまで、不適切であることには気づきません。それが問題を長びかせています。

できるだけ早く、家族や友人と相談して、適切なふるまい方を教わりましょう。

Column

性犯罪とアスペルガー症候群

不適切な行動が長期にわたって放置された場合の、極めて不幸な例に、性犯罪があります。そのような事件にむすびつかないよう、性の問題は早期に解決していきましょう。

理解者がいれば犯罪など起きない

アスペルガー症候群の子は、思春期になって恋愛感情や性欲を胸に抱いたとき、それらの気持ちにどう対処してよいかわからず、混乱することがあります。

そのとき、周囲に理解者がいれば、適切な処し方を教えてもらえます。しかし、周囲の誰もが無理解であった場合には、気持ちをもてあまし、ときにそれを人に向かって爆発させてしまいます。

そのもっとも不幸な例が、非行や犯罪行為です。もしもアスペルガー症候群の子が不適切な行動を続け、問題になっているとしたら、それは周囲の人の理解が足りないからでしょう。家族や友人が本人の悩みを理解すること。それこそが、犯罪行為に関わるような不幸から彼らを救う方法です。

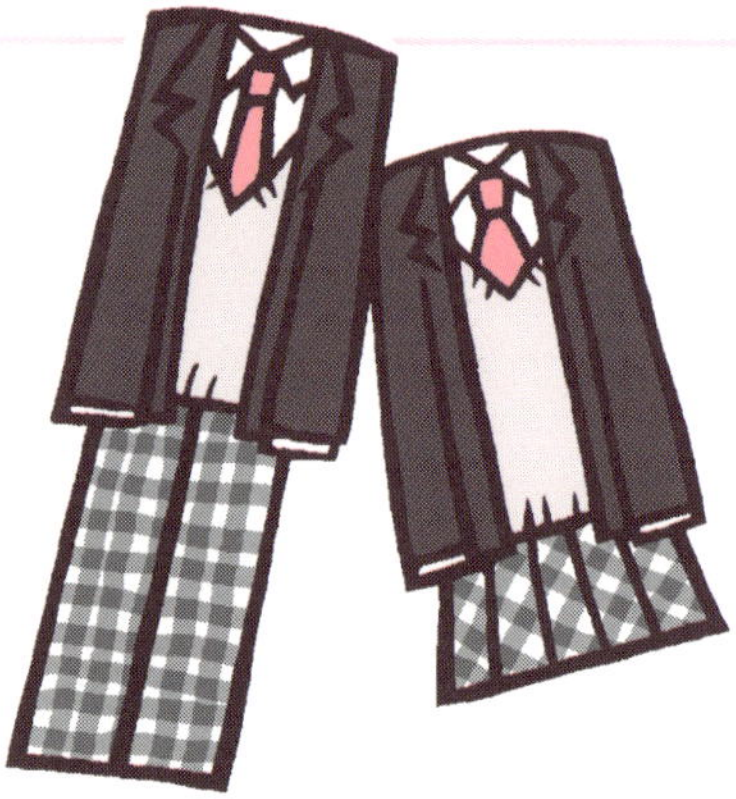

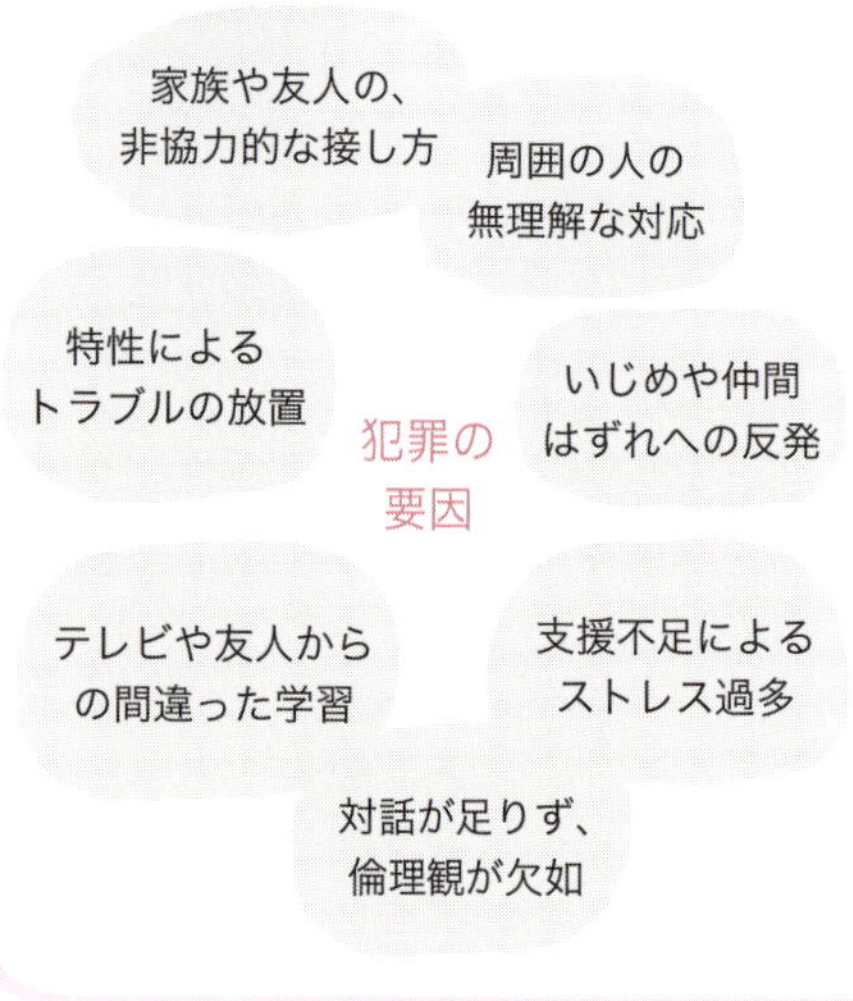
犯罪の要因
家族や友人の、非協力的な接し方
周囲の人の無理解な対応
特性によるトラブルの放置
いじめや仲間はずれへの反発
テレビや友人からの間違った学習
支援不足によるストレス過多
対話が足りず、倫理観が欠如

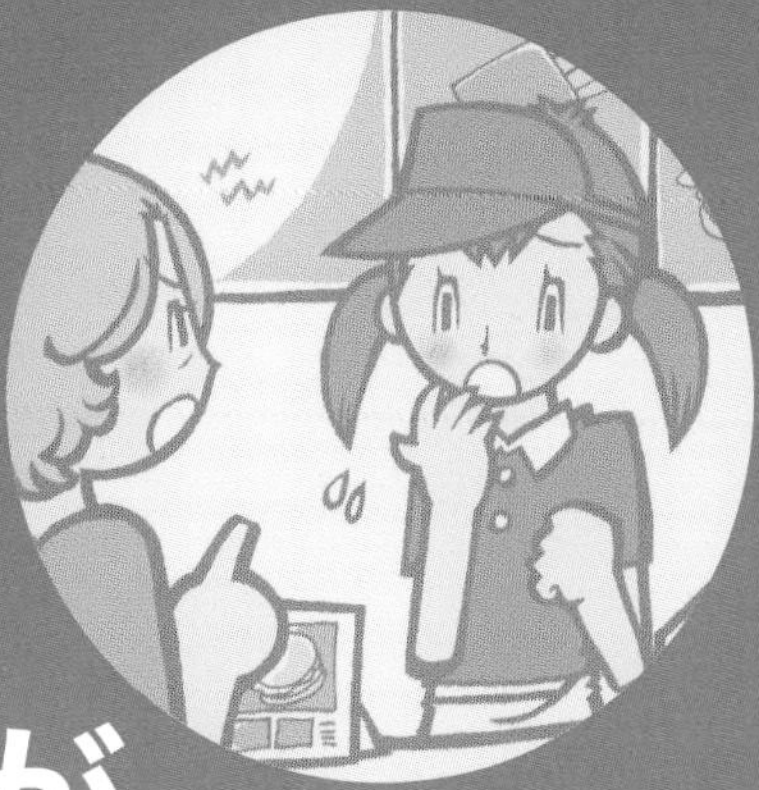

将来への不安がぬぐいきれない

友達付き合いや恋愛、勉強で失敗を重ねるうちに、
「自分はダメな人間だ」「この先もつらい人生だ」と
思いこんで、将来を悲観してしまう子がいます。
家族が慰めても耳を貸さず、投げやりになっていきます。
発達障害に悩む子は、将来への不安を、
どのように乗り越えていけばよいのでしょうか。

4

挫折感

勉強についていけなくて挫折する

小学校時代には勉強のできた子が、中学、高校と進学するうちに、授業についていけなくなることがあります。能力がアンバランスになっていることが影響しています。

進学するごとに自信を失っていく

学年が進み、勉強する内容が複雑になっていくにつれて、学習面で挫折する子がいます。

アスペルガー症候群の子には特性があり、学び方を工夫する必要があります。たとえば彼らは、話すことより話を聞くことが苦手です。その特性に気づかず、工夫しないで勉強していると、内容の習得に時間がかかります。

小学校のときには独学で理解できても、進学して学習内容が難解になると、じょじょにまわりから遅れていくのです。

悩みの例

苦手教科が多くて落ちこんでいるOさん

もともと国語が苦手なOさんですが、中学に入ってからはそれが顕著に。先生からの質問が複雑で理解できず、いつも見当違いの答えを言っています。

本人の気持ち

どうして努力しているのにできないの?

話し言葉の理解に困難を抱えていることに、本人はなかなか気づかない。ほかの子と同じようにできるはずだと考えている

国語の授業で珍解答を連発し、クラス中に笑われて、自信がなくなる

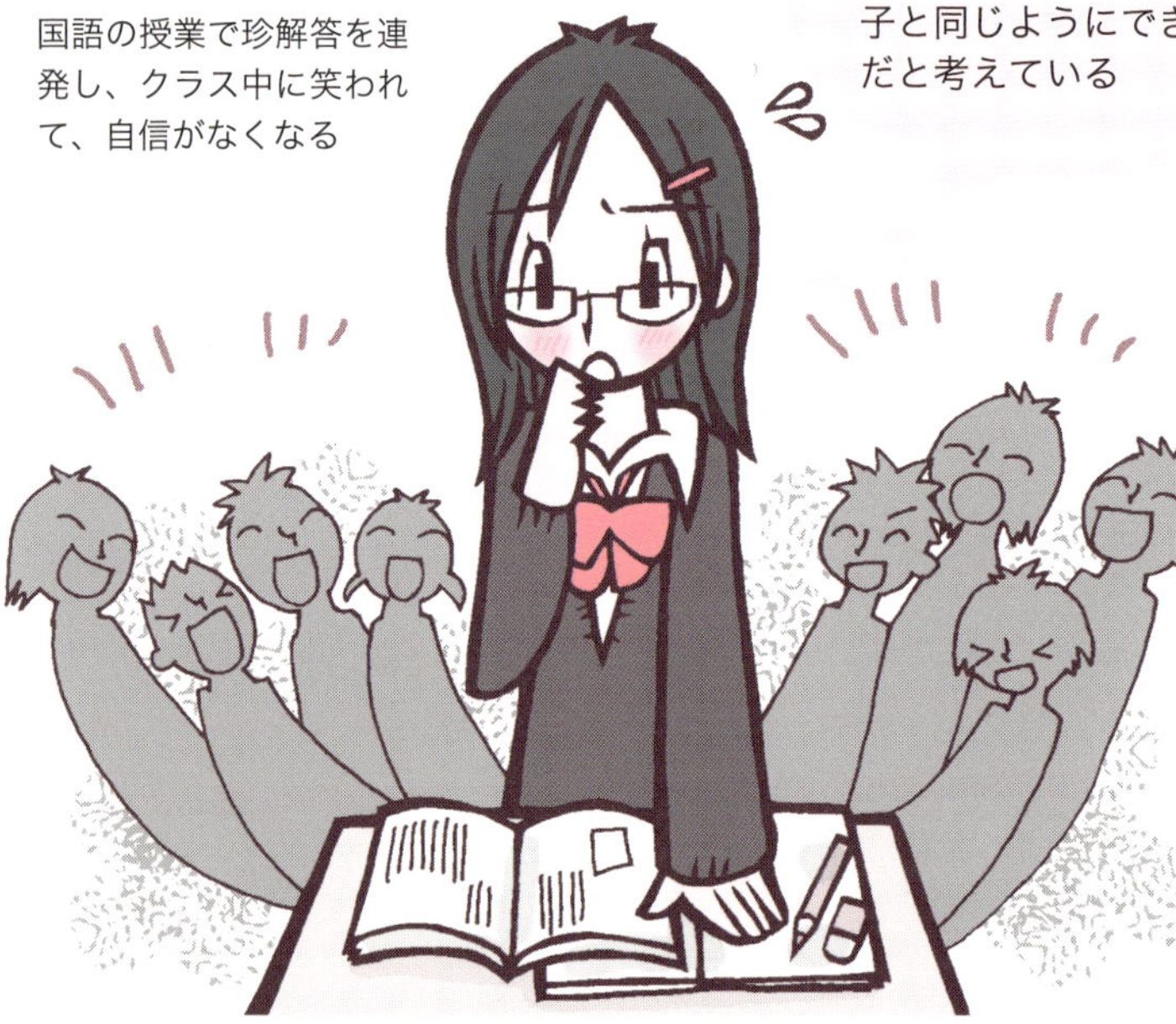

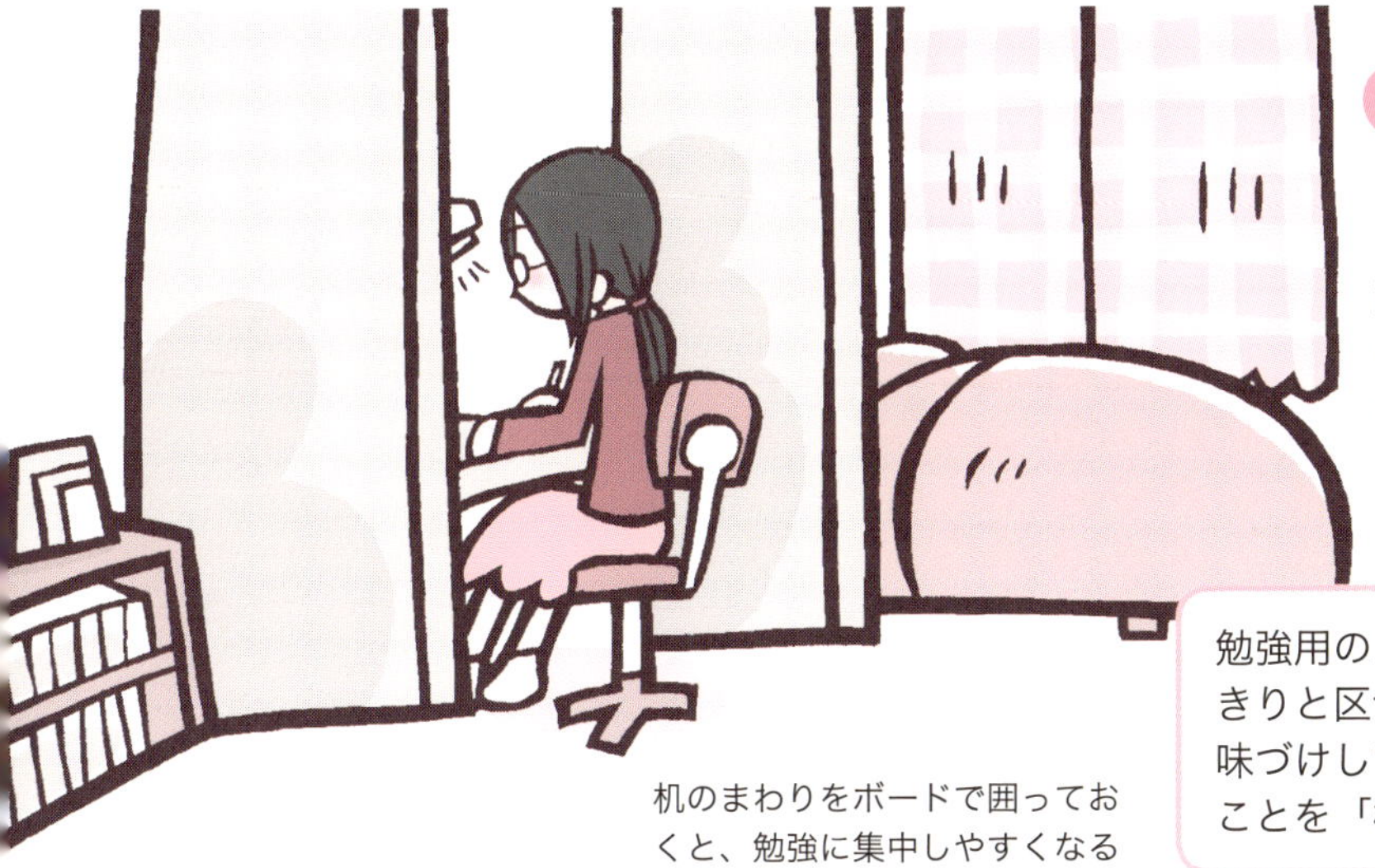

学び方を変えてみる

発達障害で能力にかたよりがある場合、一般的な学び方では理解しにくいことがあります。定型にこだわらず、自分なりの学び方を考えてみましょう。

机のまわりをボードで囲っておくと、勉強に集中しやすくなる

勉強用のスペースをはっきりと区切る。空間に意味づけして、理解を補うことを「構造化」という

悩みの背景

形のないことを考えるのは苦手

想像力が弱いため、抽象的な概念の理解に苦しむ。幸せ、登場人物の感情、正しさなど、形のないものを考えることが、どうしてもできない

得意科目と苦手な科目の差が大きく、それが誤解のもとに

悩みの背景

得意科目もあるため、誤解を招く

国語では誤答をするいっぽうで、歴史の問題には先生よりもくわしく答える。その能力を基準に評価され、国語のときはふざけているのだと誤解される場合も

好きなことだけがんばって、ほかは怠けているものだと勘違いされる

解決の手立て

学習環境を変える

気持ちの切り替えが下手で、勉強に集中できていない場合もある。机の近くにテレビやゲームを置かないようにして、環境を整える

できないことも認める

特性の影響で、努力が結果にむすびつきにくい教科もあることを、受け止める。できないことを無理にがんばろうとしない

不登校・ひきこもりになって苦しむ

学校生活に対する苦手意識や挫折感をつのらせ、登校するのが難しくなることもあります。生活の幅を広げることで、改善がはかれます。

悩みの例

友達とすぐ口論をするPくん

Pくんは、気になったことをなんでも口に出します。そのせいで同級生と言い争いになることが多く、クラスで浮いた存在になっています。

正しいことを言っているつもりなのに、相手を怒らせる

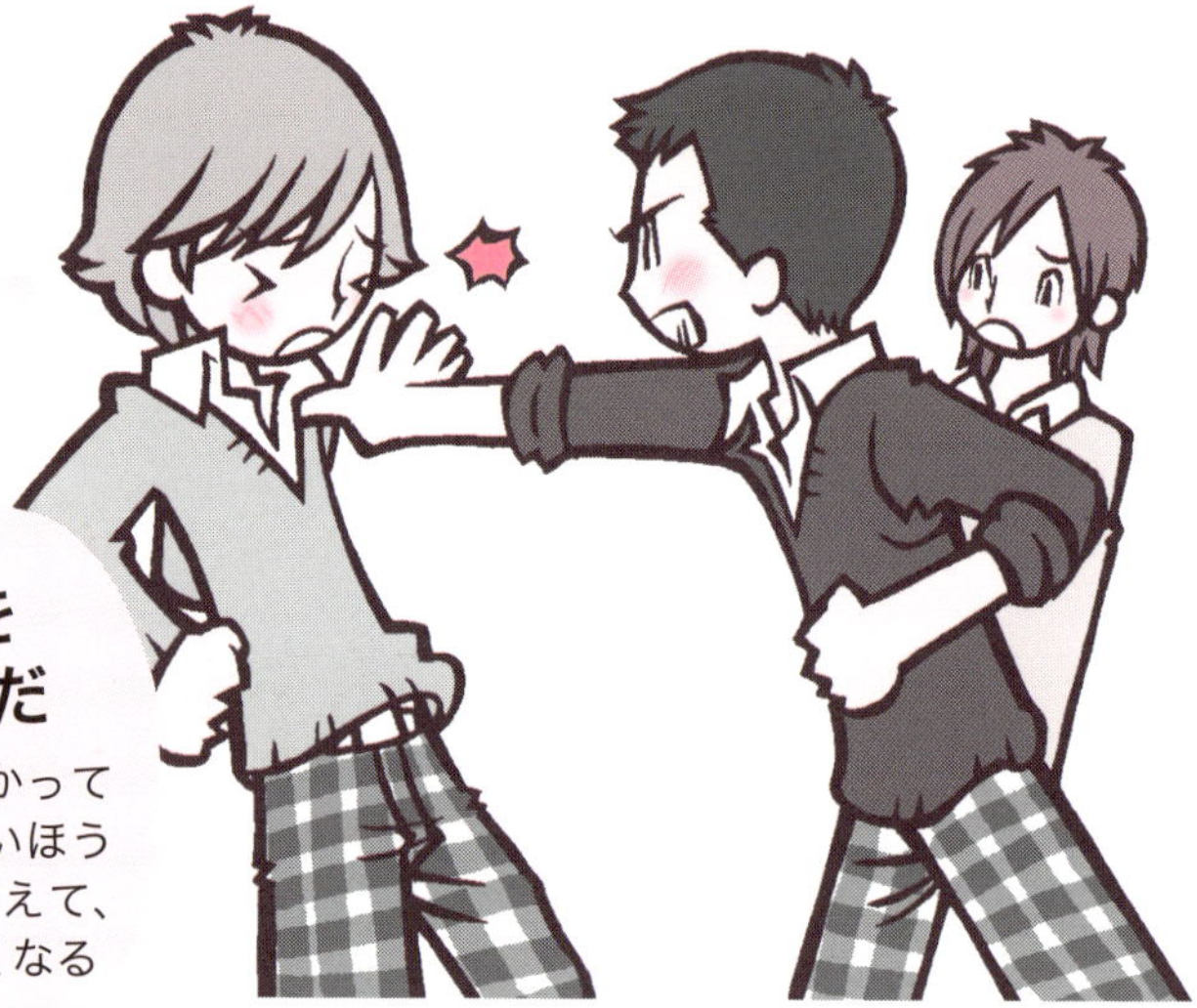

本人の気持ち

もう、なにを言ってもむだだ

自分の主張は誰にもわかってもらえない、わからないほうがおかしい、などと考えて、周囲に対して期待しなくなる

環境の変化に悩み、ひきこもる

空気が読めない点をフォローしてくれる友達がいれば、学校生活は安定します。

トラブルが起きたとき、もめた相手との間に立ってもらうことで、問題が大きくなる前に対処できるからです。

ところが、進学やクラス替え、友達と離れておこなう部活動などで環境が変わると、安定していた人間関係にも変化が生じます。それが悩みのもとになります。

アスペルガー症候群の子は、関係の変化や新しい出会いが苦手です。新学期を境に不登校がちになる子が多いのは、そのためです。

ゆるやかに生活を変える

登校するのがつらいときに、自分を変えようとして無理をすると、失敗体験が増えて、より深く傷つく場合があります。一気に直そうと考えないで、ゆるやかに変えていきましょう。

誰にも理解してもらえないという無力感から、自宅にひきこもる

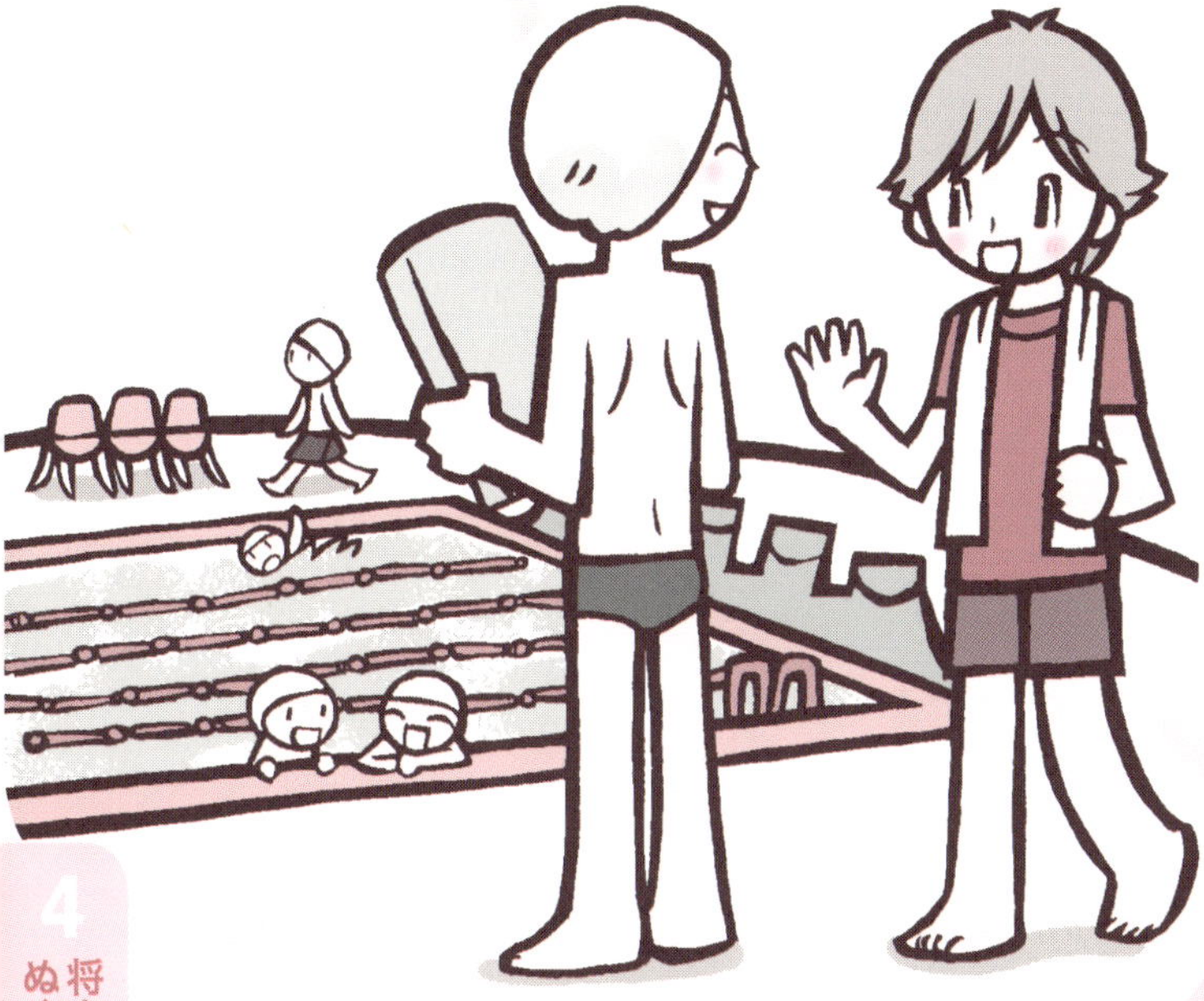

地域のスイミングスクールに通って、安定した人間関係を築く

悩みの背景

友達との間に溝がある

考え方に独特のかたよりがある。友達と言い争うと、両者の主張が平行線をたどることが多い。間に溝があるように、考え方があわない

同級生から冗談で「もう学校に来るなよ」と言われ、それを真に受けて不登校になることもある。生活の幅を広げていくと、そうした誤解に気づく機会ができる

解決の手立て

生活の幅を広げる

学校内での活動を増やしたり、校外で習いごとや地域活動をはじめて、少しずつ生活を豊かにする

安心できる場をつくる

学校内に、落ち着ける場所を探す。安心感を抱ける場所があると、学校生活への恐怖感が薄れる

感情表現ができず、家庭内暴力に

子どもが乱暴な態度に出るのは、悩みを周囲に伝える方法がわからず、フラストレーションを爆発させたとき。対話ができる環境であれば、暴力的にはなりません。

絶望が暴力につながっている

コミュニケーションをとることが苦手な子は、悩みごとを周囲にうまく伝えることができず、イライラをつのらせていきます。

周囲からサポートが得られないと、しだいに自分の気持ちは伝わらない、誰にも理解してもらえないという絶望的な気持ちを抱きはじめます。

そして「わかってほしい！」という気持ちを爆発させるようにして、暴言を吐いたり、乱暴な態度をとってしまったりするのです。

本人の気持ち

なんで僕ばかり我慢させられるんだ！

自分だけ理不尽な扱いを受けているという思いがある。苦手なことを強要されて、いらだっている

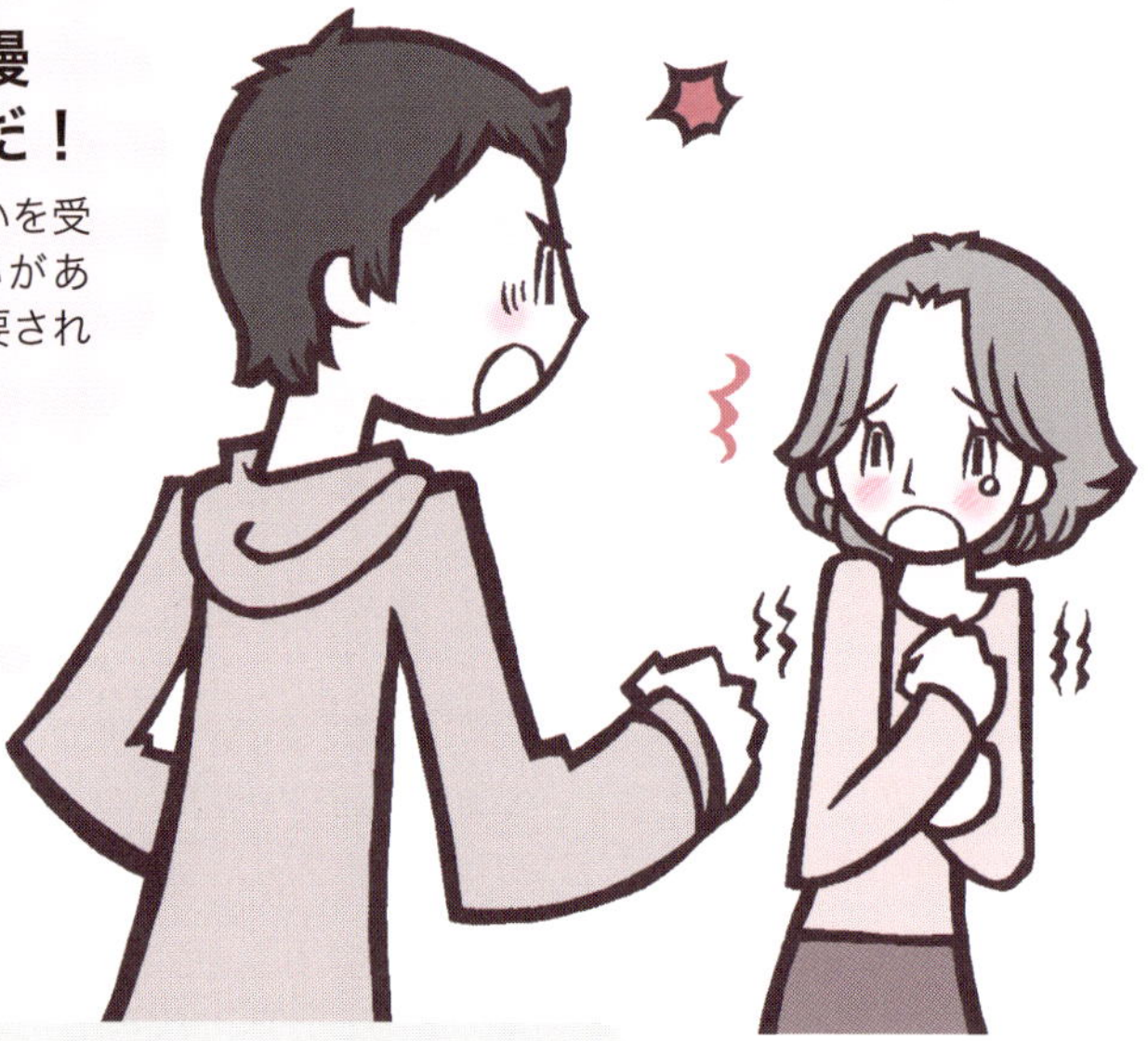

ちょっとした注意にも憤り、大声で文句を言う

悩みの例

家族の対応に絶望しているQくん

話し言葉での指示は覚えにくいと、家族に伝えているQくん。しかし家族はそれを甘えだと思い、対応を変えてくれません。Qくんはすっかり落胆しています。

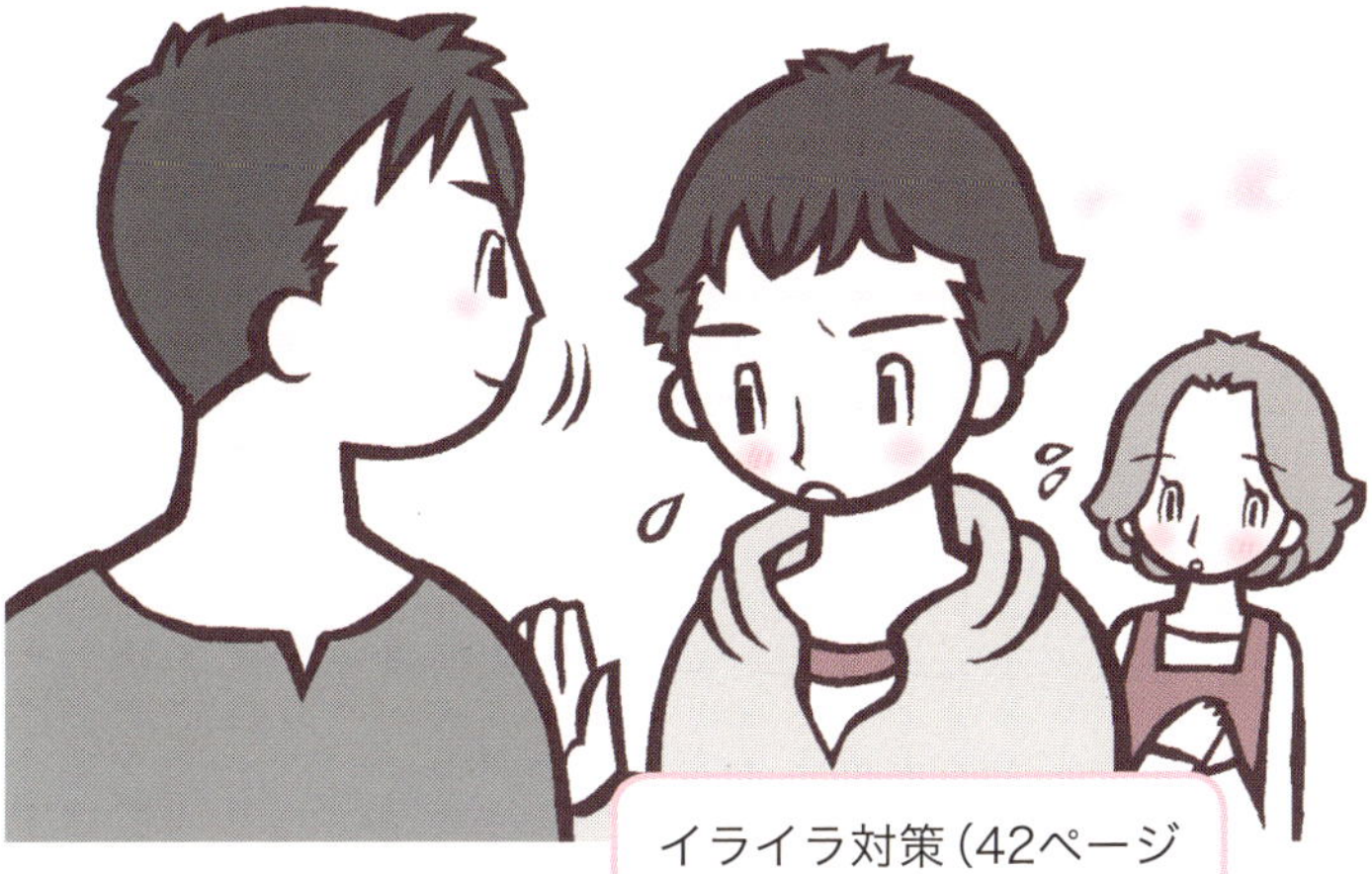

対話で暴力を回避する

暴力をふるってしまうのは、ごく一部の子です。それも、悪意があってのことではありません。感情表現の仕方がわかっていないことが背景にあります。適切な方法を覚えて、暴力を対話に変えていきましょう。

イライラ対策（42ページ参照）も役立つ。感情の爆発を自分で防ぐ

暴言を吐く代わりに、お父さんの肩をさわって「話がしたい」と告げることを覚える。いらだちを家族に伝え、対話を求める合図になる

悩みの背景

意味がうまく伝わっていない

主張や訴えが周囲にうまく伝わらず、悩みを放置されている。わがままな子だと思われて、不当な注意を受けている場合も

反社会的な考え方になっている

まわりの人への信頼感が崩れ、人間不信に陥っている子もいる。社会はなにもしてくれないと考え、反発して暴力的になる

できないことを強要されている

特性の影響で苦手なことがあるが、それを周囲から強要されている。「まわりをみて、ちゃんとしなさい」と曖昧な指示を出されている場合など

本人は「理不尽だ」と思い、周囲は「自分勝手だ」と受けとる。誤解が強くなり、関係はさらに悪化

解決の手立て

状況を説明してもらう

「わかりあえない」という絶望的な気持ちが、乱暴な態度の背景にある。周囲にその思いを伝え、自分にみえていないことを具体的に説明してもらうとよい

違う感情表現を身につける

本人は暴力をふるいたいわけではない。困ったときの感情表現の仕方を覚えれば、そちらに移行できる。「わかりません！」と言う、トイレでしばらくひとりになる、などの方法がある

アドバイス

とがめるより先に、理解しましょう

なぜか？

一般論をもち出して叱っても、アスペルガー症候群の子を苦しめるだけだから。まずは本人の悩みを理解しましょう。

ケーススタディ

Qくんの場合

注意されると、反発して暴力的な態度に出てしまうQくん。家族も友達も、付き合いにくいと思って敬遠しています。

1

いつも我を通そうとするQくん。相手にあわせた感情表現ができず、同級生からさけられ孤立している

主張ばかりで人の言うことを聞けないのは、コミュニケーションと社会性の弱さがあるから。我を通すのはよくないと気づいていない

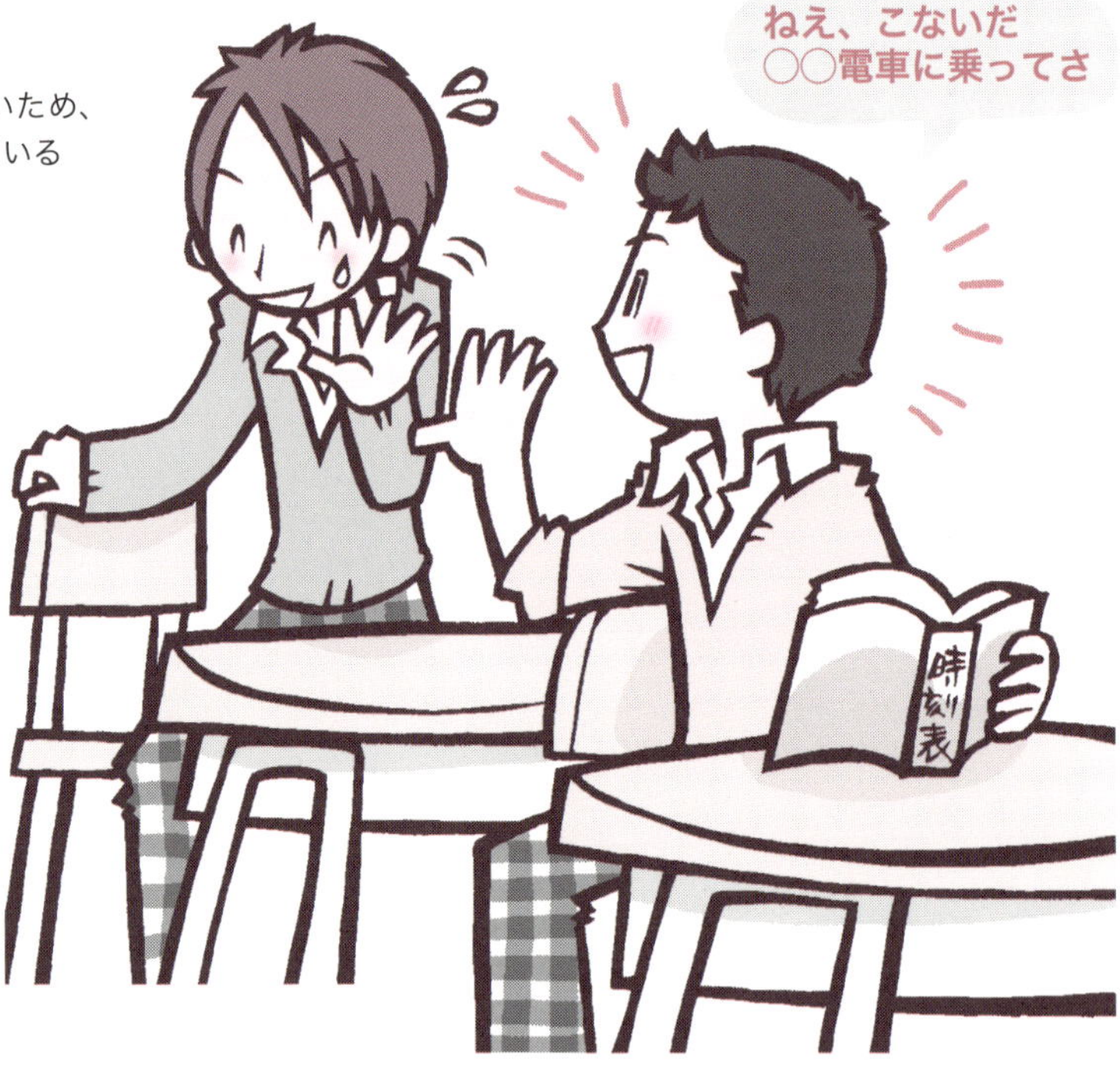

好きなことしか話さないため、まわりの子に敬遠されている

2

家でも、家族と衝突しがち。きょうだいに暴言を吐いて、両親にとがめられることもしばしば

自分らしさを否定されたときに反発する。そのときに叱られると、自分は生きていてはいけないのか、と深く落ちこむ

期待を押しつけてはいけません

家族や教師が「子どもはこうあるべき」という理想像を思い描いて、そうなるように指導していると、アスペルガー症候群の子はたいへん苦しみます。

彼らの能力には、不均衡さがあります。想像力の弱い子に「思いやりをもちなさい」と言っても、わからないのです。とがめるだけでは、彼らのためになりません。

本人の希望に耳をかたむけてください

注意をするときには、まず本人の希望や悩みに理解を示してください。そして、適切なことを具体的に提示してあげるのです。

一人ひとりにあわせた言い方で注意しなければ、彼らには伝わらないということです。とがめる必要はありません。理解して、注意して、適切な行動を示すのです。

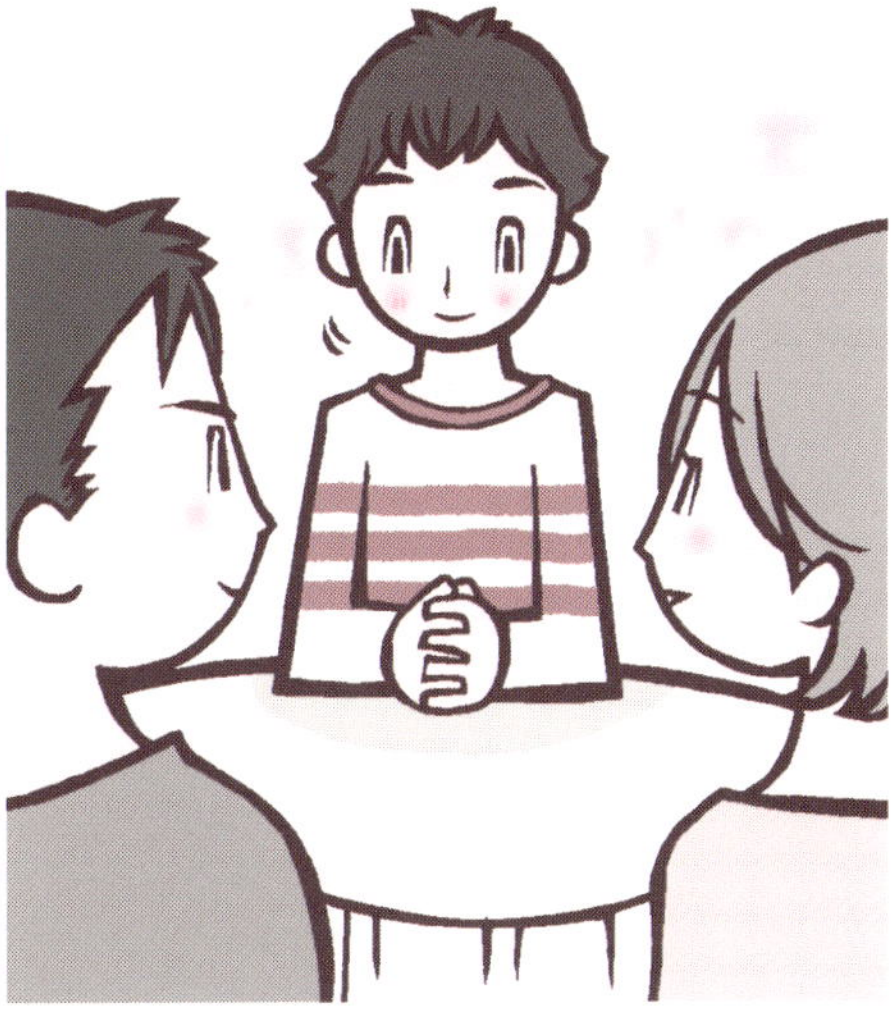

なにがつらいのか、具体的に話し合う

3

家族で話し合い、やみくもにとがめることを見直した。必ずQくんの言い分を聞いてから、注意をすることに

→ とがめられることが減ると、家庭生活に安心感を抱けるようになる。態度がやわらかくなり、きょうだいとの関係も良好に

4

Qくんの気持ちは安定。学校でも校外でも、周囲の人を気づかい、交流できるようになってきた

→ 困ったら気持ちを伝えればよい、という安心感が、周囲への信頼感にもなっていく。成功体験を重ねることで、余裕も出る

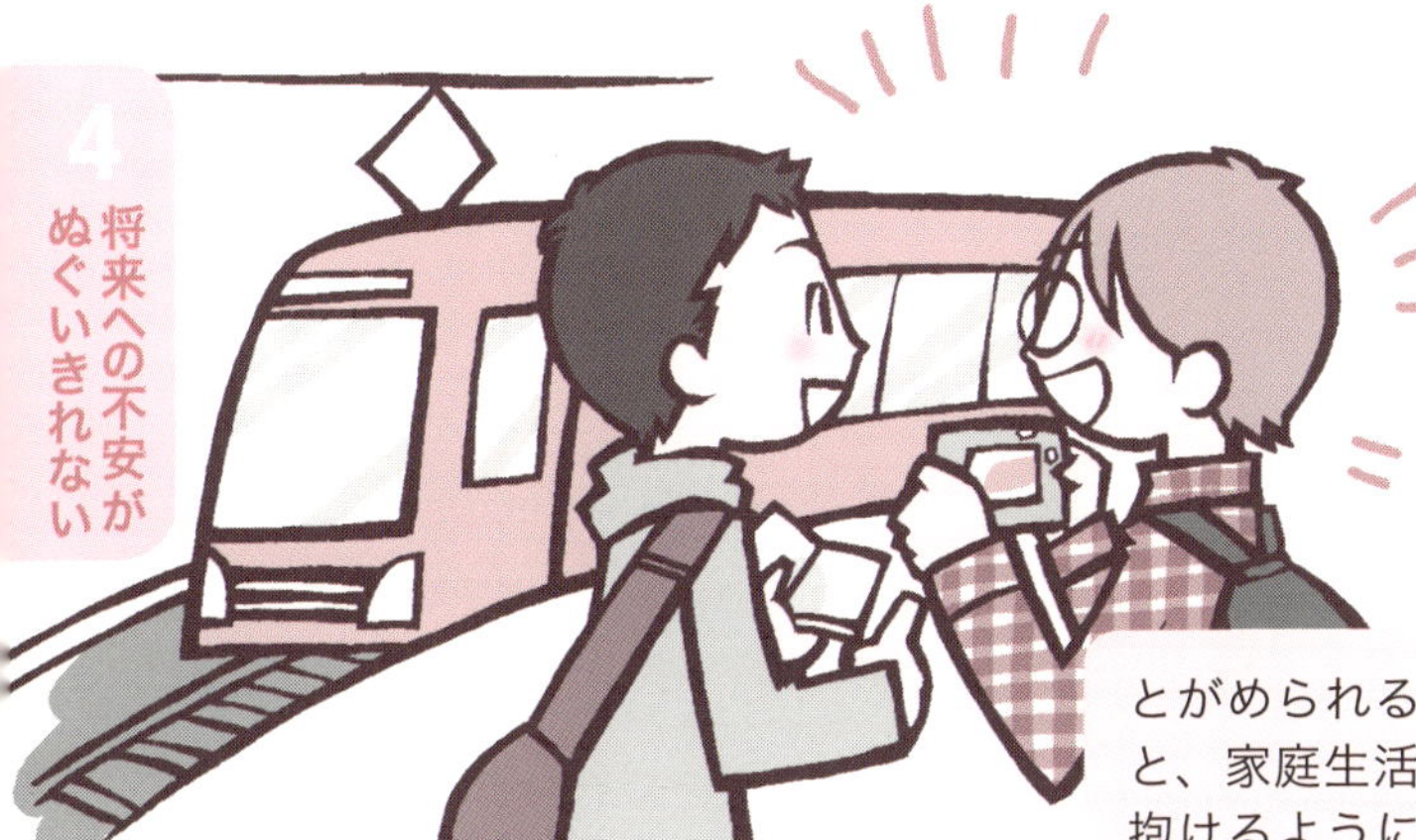

趣味のあう人と知り合い、自分らしさを表現する余裕が出てくる

自分にあった仕事がわからない

勉強の出来や人間関係とともに、不安のもとになるのが、将来設計です。失敗体験の多い子は、自分の将来像を描けず苦しんでいる場合があります。

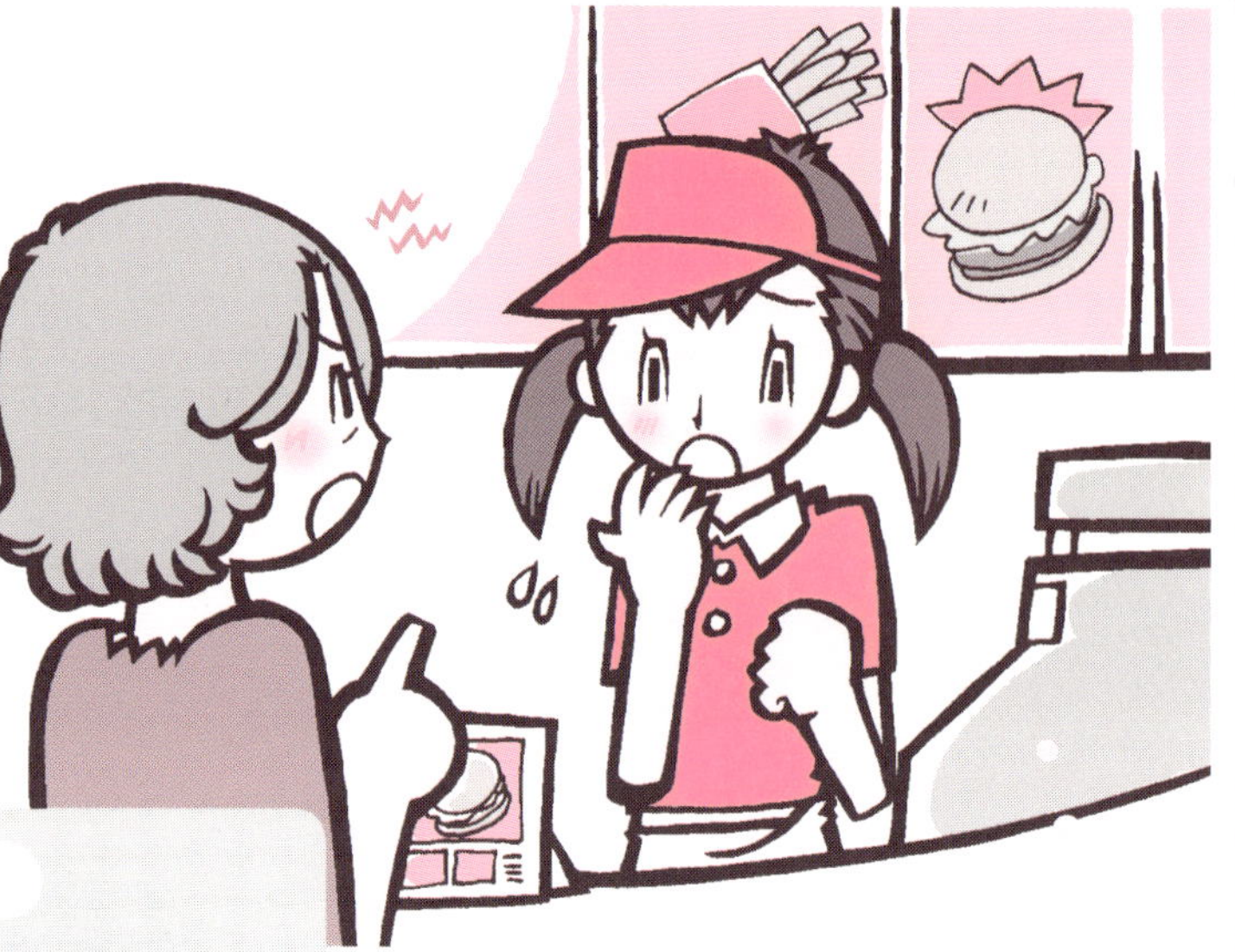

接客マニュアルにないことを頼まれると、パニックになる

悩みの例

アルバイト先で失敗ばかりのRさん

アルバイト中に、同僚を激怒させるような失敗を繰り返しているRさん。これでは社会人としてやっていけないと、強い不安を抱いています。

本人の気持ち

私にできる仕事なんてない

失敗体験が多く、自分のよい面に目が向かなくなっている。そのせいで、得意なことまで失敗しがちに

アルバイトで失敗して、将来を悲観する

アスペルガー症候群の子は、学校の勉強だけでなく、アルバイトや家事の手伝いをしているときにも、失敗体験をしがちです。ほかの子が当たり前のようにこなしていることができず、将来を悲観します。

彼らは周囲をみて、ほかの人のまねをするのが苦手です。また、思春期の年齢になれば自然に身についているはずの礼儀や気づかいが、彼らにはなかなか理解できません。

そのため、大多数の子にとっては簡単な作業でつまずき、仕事が覚えられません。

解決の手立て

できないことを知る

接客や、応用の多い仕事など、努力しても身につきにくい作業があることを自覚する。得意なことも知っておく

わりきってがんばる

できることを中心に、仕事をこなす。苦手なことは人にまかせるというくらい、わりきった考え方が必要

できることを探す

失敗に立ち向かっても、体力を消耗するだけです。それよりも、ミスをする背景を理解し、仕事の内容を見直しましょう。得意な作業を中心とした仕事を組めば、失敗は減っていきます。

悩みの背景

特性を自覚していない

仕事で失敗を繰り返すのは、苦手な作業を無理にこなしているから。得意・不得意を把握して、得意な作業の担当につくと、状況が変わる

接客の仕事は極端に苦手

とくに苦手なのが、接客業務。相手にあわせて臨機応変な対応をするのは、非常に難しい。クレームを無視してしまうこともある

失敗と、それにともなう周囲との対立によって、社会生活への自信がなくなっていく

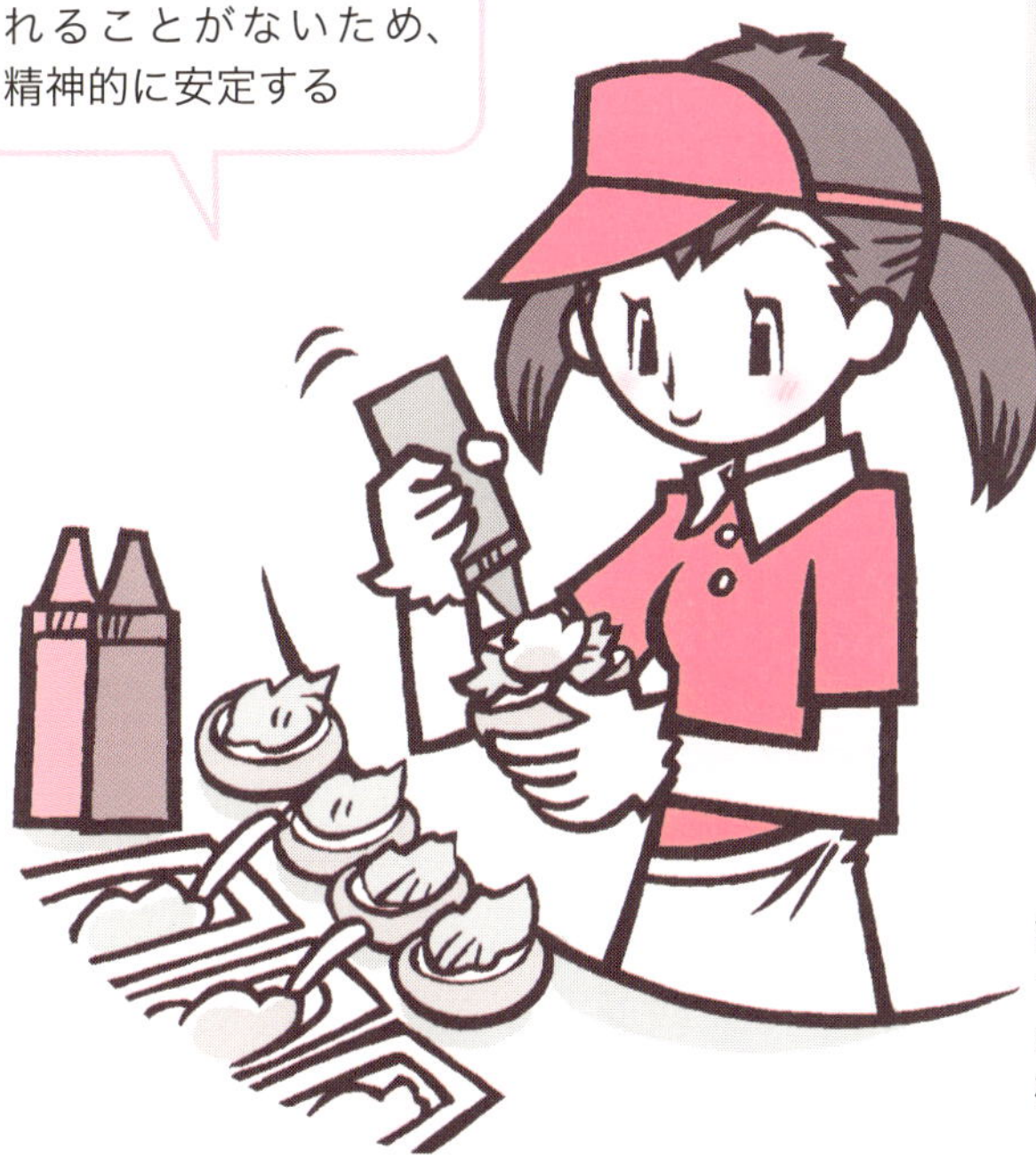
反復作業は得意。予定外の仕事にわずらわされることがないため、精神的に安定する
調理手伝いの担当に替えてもらってからは、失敗が激減。作業が速くて正確だと評価される

将来への不安

不安をつのらせ、うつ病になる子も

将来を悲観するあまり、精神的に不安定になり、こころの病気にかかる子もいます。また、ストレスを暴力や自傷行為にむすびつけるのも、思春期に多い悩みです。

問題が放置されると病気になる場合も

アスペルガー症候群は、病気ではありません。しかし、特性によるつまずきが放置された結果、それを気に病んで、病気にかかってしまうことがあります。

ストレス過多などの要因によって、うつ病や統合失調症などを発症します。適切な支援を受けられないと、彼らはこころのバランスを失っていくのです。

言動が不安定なときには、発達障害への支援だけでなく、医療機関の受診も考えましょう。

本人の気持ち

生きていたって、いいことはない

自己否定的な考え方が定着している。多少、よいことがあっても、希望を抱けない。失敗を繰り返したことが背景にある

悩みの例

うつ病にかかり、気がふさぐ

将来への不安やストレス、人間不信などがつのり、うつ病に。なにをするにもやる気が出ず、不登校・ひきこもり状態になる子もいます。

非行や暴力に走って問題に

ストレスを、周囲に反発する形で解消しようとする子もいます。人生を投げ出すように、非行や暴力に走り、対話を拒みます。

リストカットや過食がくせに

自分自身に向けて、うっ屈を爆発させる場合もあります。とくに女性に多く、自己を否定し、自傷行為や過食によって体を傷つけようとします。

うつ病のほかに、妄想と幻聴に悩まされる統合失調症、こだわりの行動が極度に悪化する強迫性障害などを発症する子もいる

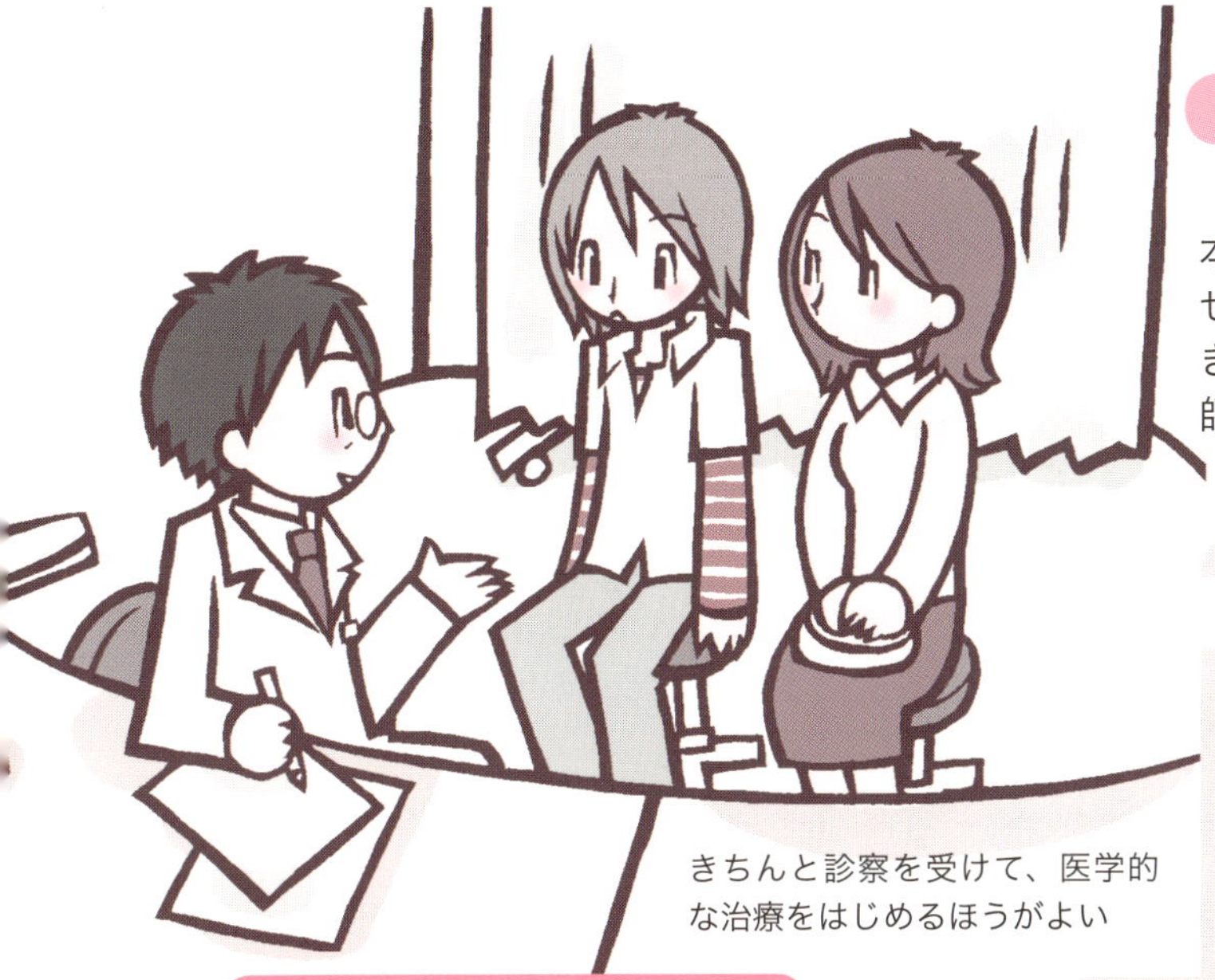

きちんと診察を受けて、医学的な治療をはじめるほうがよい

専門家の力を借りる

こころの病気が考えられる場合には、本人や家族の力だけでは対処しきれません。それらしい症状が現れているときには、迷わずに医療機関を訪れ、医師に相談してください。

悩みの背景

二次障害が起きている

発達障害をきっかけとした、二次的な問題が生じている。特性に対する支援が受けられず、生活が困難になって、精神的に傷ついている

自分の不調を説明できない

体調不良という概念がわかっていない場合もある。心身が不調になっても、それを周囲に訴えない。説明が不自然で、周囲に気づかれない場合もある

解決の手立て

医療機関に相談する

児童精神科や精神科などを訪れ、悩みごとを相談する。保護者が同行して、本人の言動のかたよりを説明するとよい

根本的な問題にとりくむ

問題となっている行動をやめるだけでは、改善しない。専門的な治療を受け、病気として根本的に治す

こころの病気が悪化して、行動がより不安定に

「二次障害」とは

発達障害による困難が続いた結果、心身が疲れはてて、二次的に別の障害が現れること。アスペルガー症候群本来の特性にはない困難が生じて、二重に苦しみます。

体調不良やこころの病気、非行、暴力、自傷行為などの二次障害があります。現れ方はさまざまですが、いずれも発達障害に適切な支援がなされれば、防げることです。

悩みの解決法

正しい「アセスメント」を受ける

将来への不安がぬぐえないのは、自分には力がないように思っているから。自分の能力を正しく把握できれば、必ずそれにそった希望がみえてきます。

理解する　診断・評価を参考にする

自分には、自分の姿はよくみえないもの。周囲の人や専門家の意見を聞き、自分の長所と短所を客観的に把握しましょう。必ず優れた自分の能力がみえて、悲観しなくてよくなります。

Point
急いで受けなくてもよい

診断・評価の受け方

障害についての正確な診断は、専門医にしか下せません。しかし、行動のかたよりに対する評価や印象は、身近な人から聞けます。

児童精神科や精神科に行くとよい。発達障害以外の障害との鑑別診断も受けられる

専門の医療機関を訪れ、障害についての正確な診断を受ける

医師の診断と、身近な人からの評価は、どちらも貴重な情報

＋

家族や周囲の人に相談して、行動のかたよりを具体的に指摘してもらう

自分自身で、トラブルになりやすいことを思い出してみる

「アセスメント」とは評価のこと

アセスメントとは、英語で「評価」という意味。発達障害の影響を調べるときにつかわれる言葉です。特性をくわしく確認することを、アセスメントと呼びます。

将来への不安をやわらげるためには、このアセスメントを受けることが有意義です。正確な診断・評価を知ることで、自分の能力を具体的に理解できます。

無用な心配や、過信をすることがなくなり、自分の適性にあった内容やペースで生活できます。

家族が評価を拒む場合も

家族が「障害」という言葉に抵抗を示し、評価や診断を嫌がる場合があります。発達障害を受け止めることは難しく、専門家が丁寧に説明しても、時間がかかるものです。長い目でみて、じっくり話していきましょう。

診断・評価の結果、話し言葉での指示を減らしてもらったら、勉強への集中力が増した

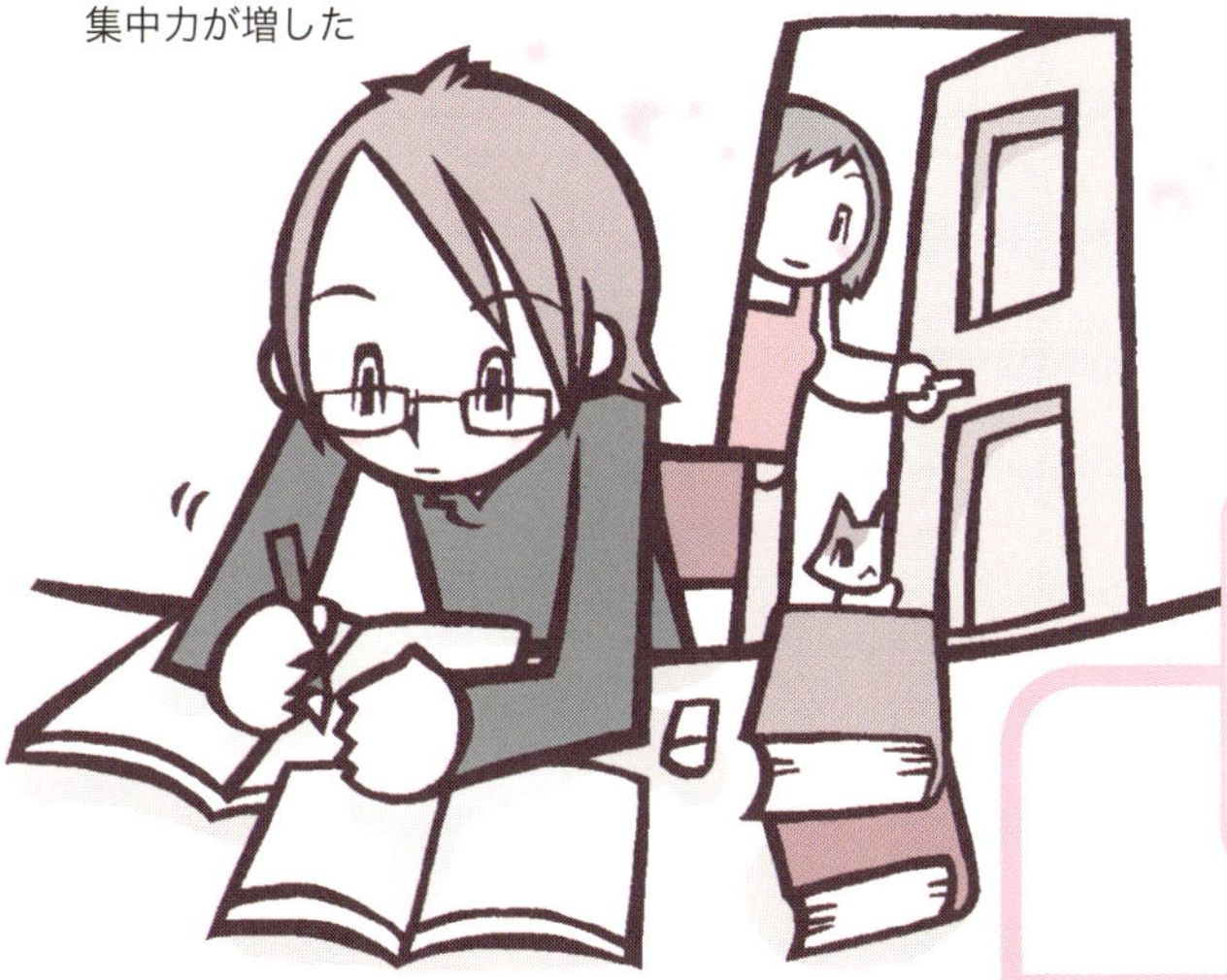

総合的に考える

専門的な意見と、一般的な印象をどちらも参考にして、総合的に自己像を理解していきます。ふだん生活をともにしている人から、細かなことを指摘してもらうのも、よい助言になります。

医学的な診断
発達障害のどの特性が強いか、別の問題を併発していないか、正確にわかる

行動評価
特性が実際の生活にどのような影響をおよぼしているか、具体的にわかる

自己評価
自らが描く自己像と診断や評価が食い違っている場合、そこが見直すポイント

特性の全体像
診断によってわかった特性と、実生活上での問題をまとめて、自己像を理解する。行動を見直すことの参考に

悩みの解決法

進路はマッチングを考えて決める

進学先や希望の職種を選べなくて不安になったら、進路と特性とのマッチングを考えましょう。自分の適性がわかってきます。

実践する　自分にあった道を選ぶ

進路を決めるとき、もっとも大切なのはマッチング。進むべき道が、自分にあっているかどうかです。アセスメントを参考にして、自分にあう学校や職場を探しましょう。

Point
できることを中心に

できること

- 規則的な作業、反復作業
- 視覚的な情報を扱うこと
- 文字、文章で理解すること
- 歴史など、情報の整理
- 時間や決まりの厳守、徹底

得意・不得意を知る

マッチングを探るためには、自分の得意分野をくわしく知る必要があります。アセスメントを受け、できること・できないことをリストアップしてみましょう。

頭の中だけで、物事を処理するのが苦手

できないこと

- 場面や状況にあわせた行動
- 接客、話し言葉でのやりとり
- 場所や相手が次々に変わる作業
- 予定を急に変更すること
- 流行を随時とり入れる活動

無理をしないことが最優先

マッチングを重視するのは、適性のある活動をみつければ、無理をしなくてよくなるからです。

アスペルガー症候群の子は、苦手なことを努力だけでは乗り越えられません。苦手分野にとりくむときには、支援や忍耐力、時間も必要とします。

そのような分野に無理して進むと、ストレスにさらされ、挫折しかねません。挑戦もよいのですが、得意分野をいかして活動するほうが、失敗がなく、精神的には安定します。そのために、進路のマッチングを考えるのです。

専門学校や手に職をつけるタイプの仕事では、はじめてから適性がないとわかる場合も。未体験のまま進路を決めず、一度でも実践を

たとえば絵画教室に体験入学。絵を描くことがあっているか試してみる

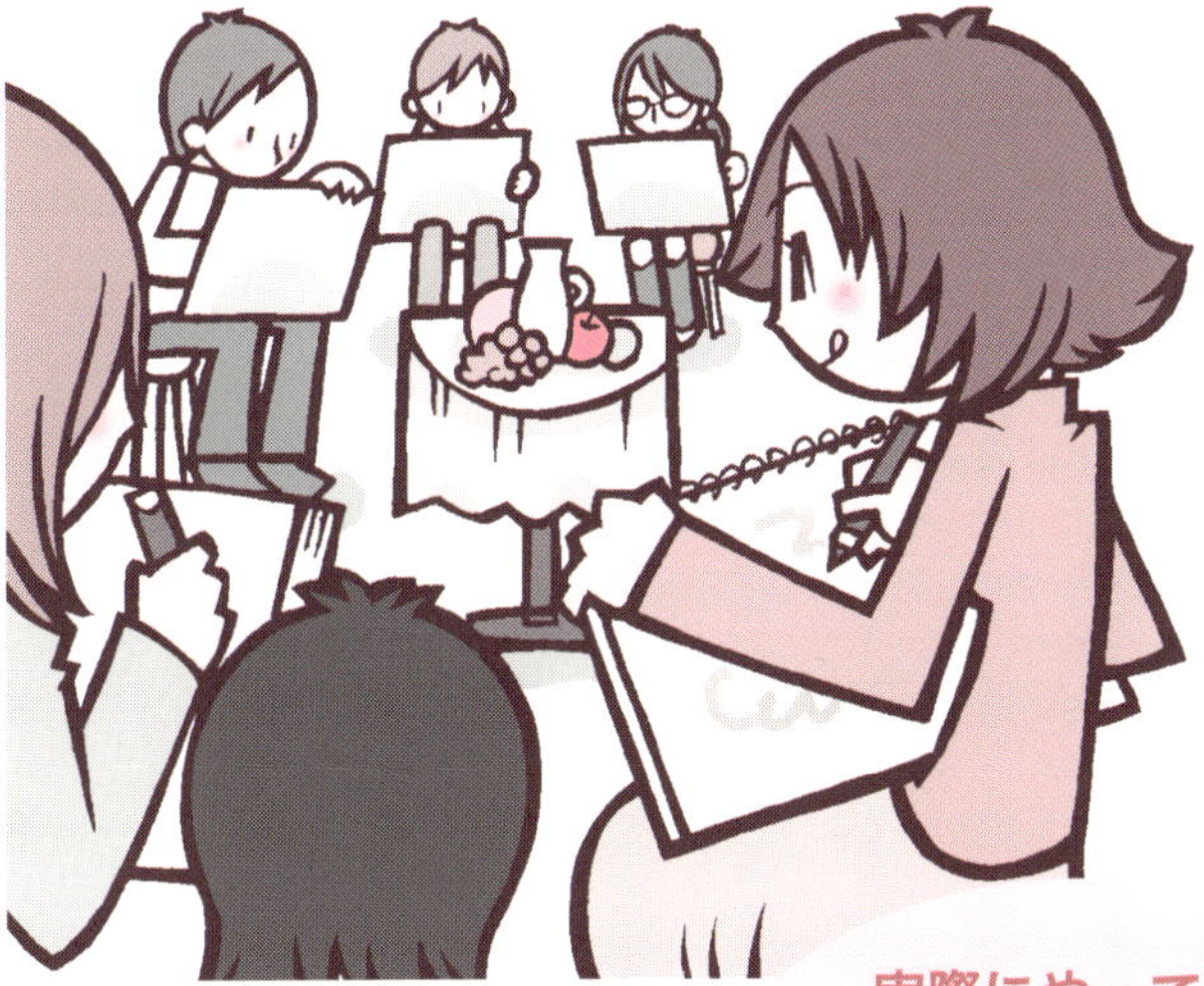

実践して試す

得意分野がわかったら、本当にその世界で力を発揮できるか、試しましょう。得意なようにみえても、興味が持続せず、途中からつらくなる作業もあります。

マッチングを考える
得意な活動をいかせる進学先、勤務先を挙げ、興味があるものを選ぶ

実際にやってみる
体験入学やアルバイト、手伝いなどで、実際に経験をつむ。ある程度の期間、続けてみるのがポイント

できること・できないこと両方を参考にマッチングを考える

考えを見直す
実践した結果をもとに、マッチングを確認。問題があるなら、別の作業を試す

悩みの解決法

問題にとらわれず、長所をいかす

特性があることを気に病んで、自分の本来の力を見失うと、将来への不安が高まります。必ずある長所に気づいて、考え方を根本から見直しましょう。

予防する　つねによい面に目を向ける

否定的な考え方は、不安を呼びこみます。欠点を気にするよりも、得意な面、できることに目を向けましょう。肯定的な考え方をすることで、将来の展望が開けてきます。

Point
考え方を根本的に変える

短所をみると不安に

なにか問題が起きたとき、それが自分の短所のせいだと思いはじめると、自己嫌悪の感情や、次に同じことをするときへの不安が高まっていきます。

失敗や問題
友達との待ち合わせをすっぽかした。作業に集中すると時間を忘れるのが原因

欠点を気にする
時間の感覚がつかめないことに、劣等感を抱く。友達と約束をしなくなる

結果にとらわれ、行動を全面的に否定すると、自信がなくなっていく

先行きが不安に
今後も約束を守れなくて苦しむのだろうと考え、自分の先行きを心配する

失敗体験が多くなればなるほど、自分の能力に対する不安が増し、なにごとにも消極的になる

自分で自分のよい面をみる

なにをするときにも、よい面をみること、自分を肯定的に評価することを考えてください。それが、将来に希望を抱くコツです。

発達障害があるために、未来が暗くなるなどということはありません。よい面に目を向け、得意分野の能力をのばしていけば、将来は必ず開けます。

欠点よりも、よい面をみる。その考え方をつらぬくことで、日々の不安が軽減していきます。

長所をみると自信に

失敗しても、自分をすべて否定する必要はありません。ミスをした過程には、なにか前向きな要素も含まれているはず。ほかの人にはない長所が、必ずあるのです。その長所をいかすことと、次回から失敗を減らすことをめざしましょう。

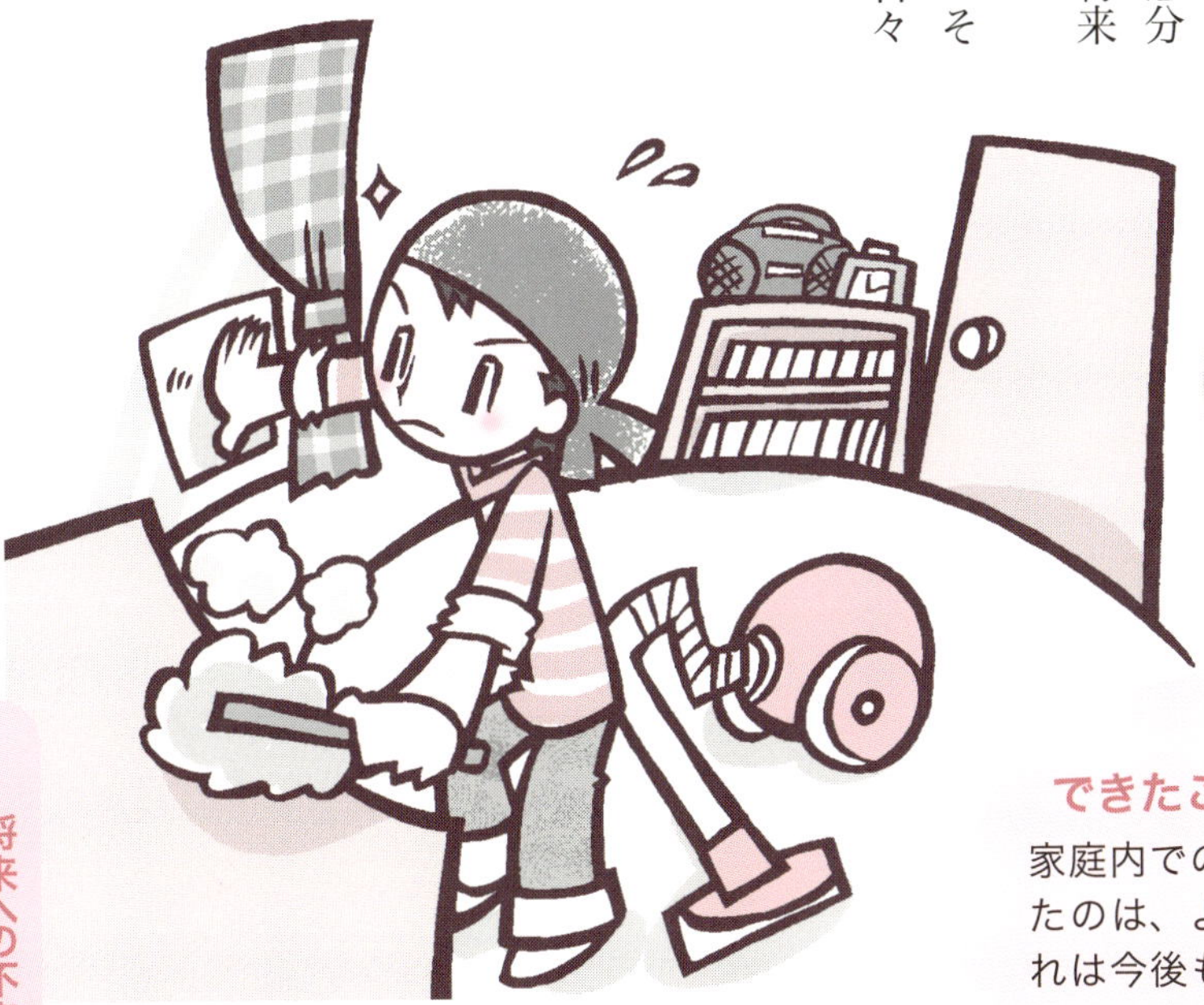

携帯電話や目覚まし時計でアラームをかけてから掃除をすれば、問題は解決するかもしれない

失敗や問題

時間に遅れたのは、掃除に集中しすぎたから。途中で時間を確認するべきだった

できたことをみる

家庭内での役割を守ったのは、よいこと。それは今後も続けていきたい

意欲が続く

時間の感覚をつかむことで家事も約束も果たせると思えば、意欲をもって次回にのぞめる

評価を形にすると、成長を実感できる。記録帳をつけて、できたことを書くとよい

Column

大学進学、就職に向けての準備

思春期以降の生活に向けて、中高生のうちにできること。それは、自尊心をはぐくむことです。得意分野の力をのばし、自信をつける、それが進学・就職を実現する原動力となります。

得意なことをいかせればベスト

アスペルガー症候群の子は、みんなそれぞれに必ず優れた能力をもっています。能力全体をみると不均衡になっていますが、その一部には得意なこともあるのです。

進学や就職に特別の注意は必要ありませんが、前もってなにか準備したい場合には、その得意な面をのばすことを考えてください。

得意分野を通じて成功体験を積むと、自尊心がはぐくまれます。それが、受験勉強や仕事の習得の基礎的な力になります。また、興味のある分野を通じて、希望の進路がみつかる場合もあります。

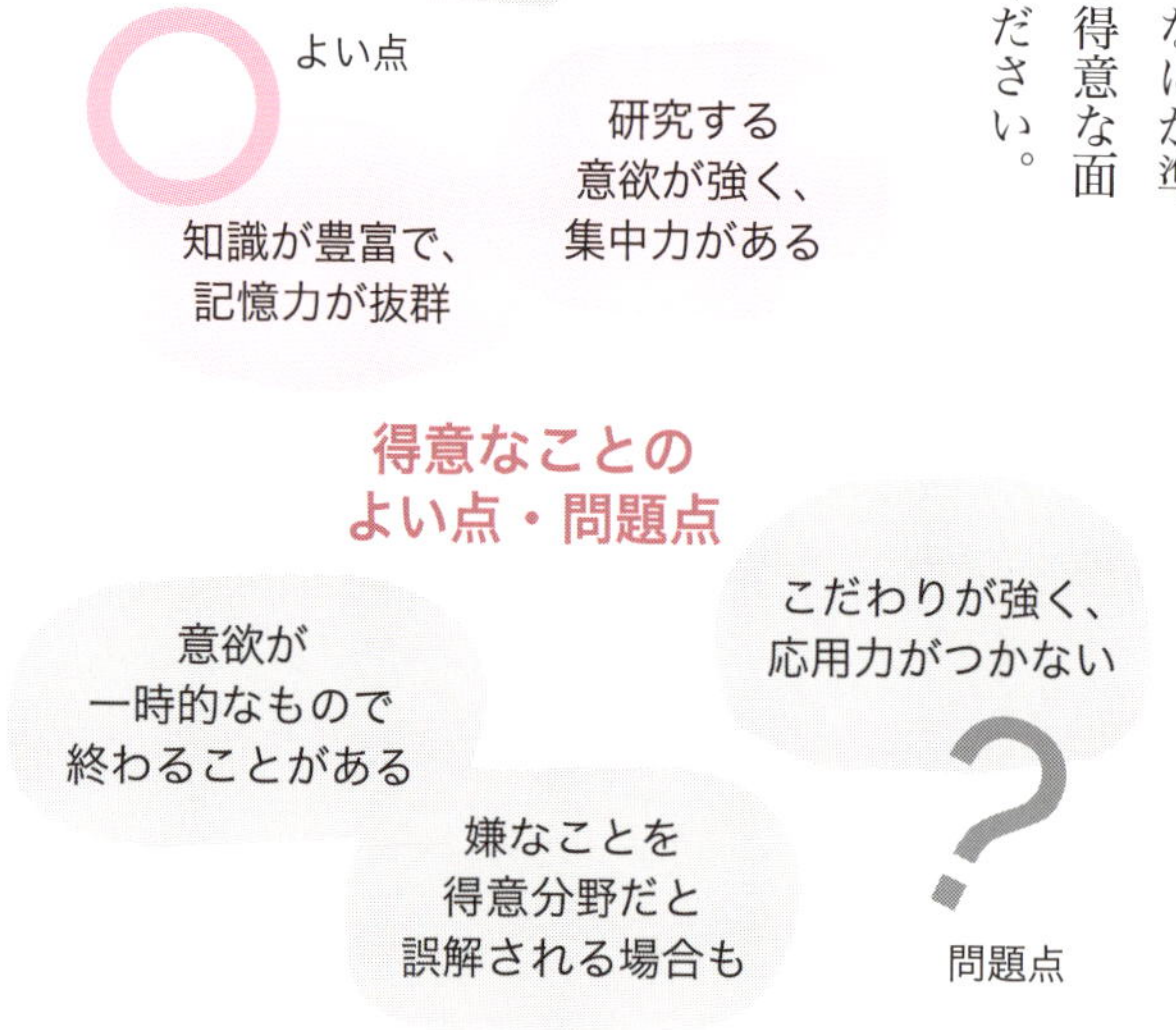
よい点
研究する意欲が強く、集中力がある
知識が豊富で、記憶力が抜群
得意なことのよい点・問題点
こだわりが強く、応用力がつかない
意欲が一時的なもので終わることがある
嫌なことを得意分野だと誤解される場合も
問題点

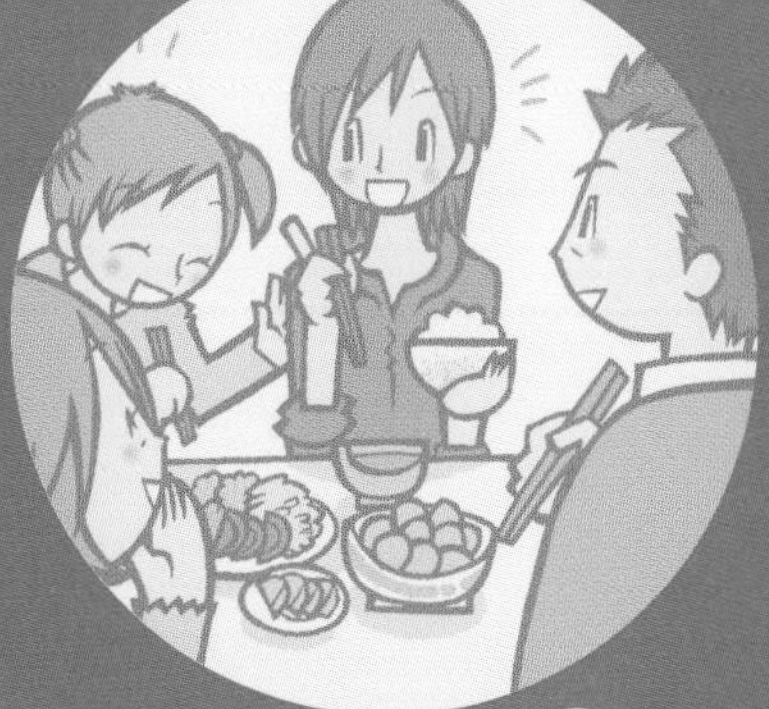

家族や友達に理解してほしいこと

アスペルガー症候群によって悩んでいる子は、
せっかくもっている優れた特性を理解してもらいたいと、切望しています。
その優れた特性への配慮なしに、あれこれと指示をされるのは、
彼らにとってたいへんな苦痛だからです。
一般論や正解を押しつけるのではなく、
弱点も含めた特性を理解して、自分のために個別に助言をしてほしい。
それがアスペルガー症候群の子の切なる願いです。

5

本人の思い

命令しないで、話を聞いてほしい

アスペルガー症候群の子は、なにごとにも自分なりのやり方をもっています。それを周囲が嫌い、改善の命令や指示を出しすぎると、衝突することがあります。

NO! 曖昧な「正解」を指示しないで

同級生との会話で失敗。女の子に「デブ」などと言って、泣かせてしまう

↓

「容姿を悪く言うな」「言われた身になれ」と、適切なふるまいを指示される

↓

相手が嫌だと思うことを想像するのは苦手。指示に従えなくて悩む

↓

同じ間違いを繰り返して、厳しく注意される。それでも改善しない

曖昧さに苦しむ場合がある

人の気持ちを思いやることは、大多数の人にとって「正解」でしょう。しかし、アスペルガー症候群の子は曖昧な概念に弱く、人を思いやることがなかなかわかりません。一般的な正解が、必ずしも助けになるわけではないのです。

想像力を求める指示や仮定の話、曖昧な言い方だと、理解しきれない。わかったような受け答えをして、同じミスをする

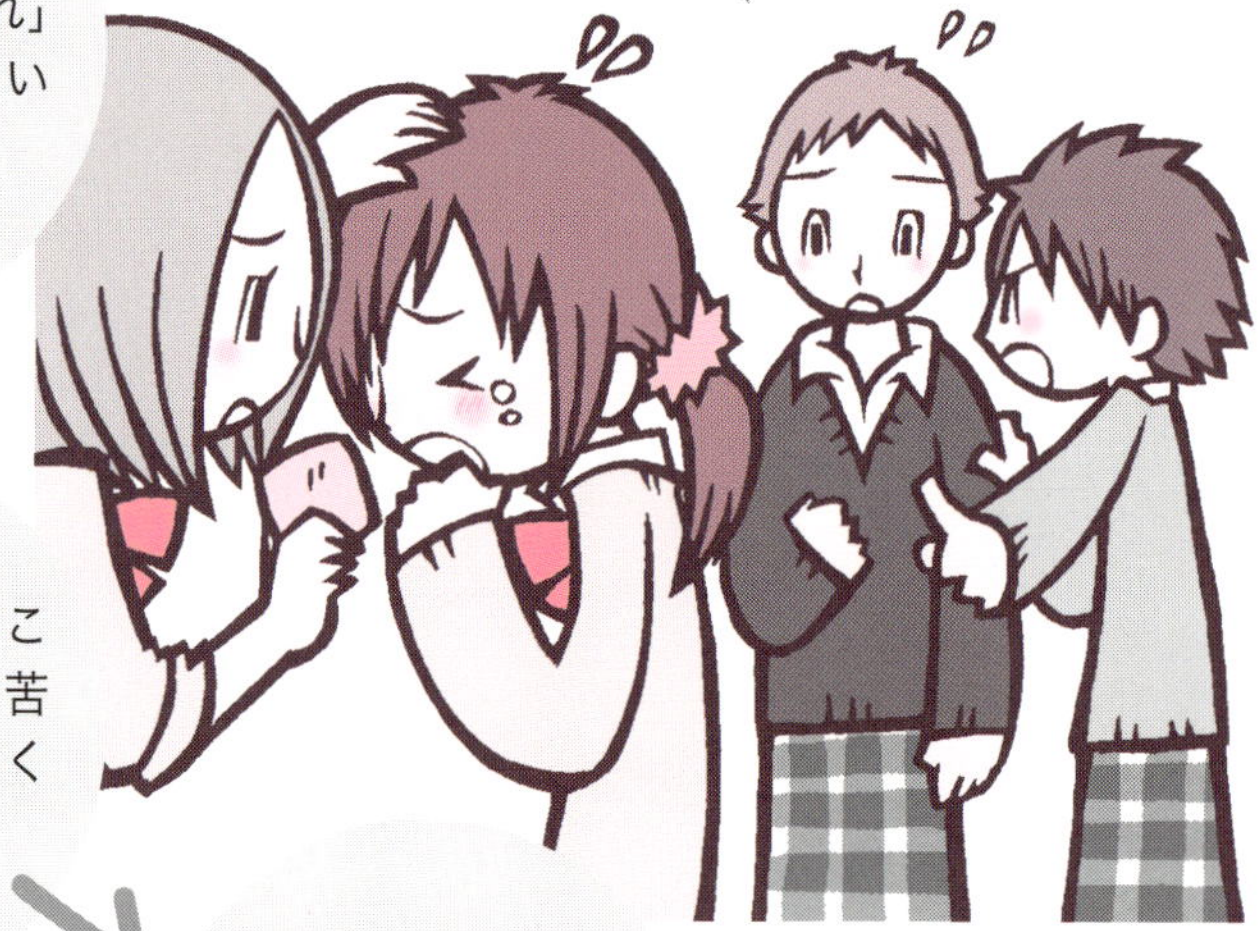

「あの子の気持ちを考えろ！」と言われて、困惑する

YES まず、話を聞いてほしい

つらいことをわかってほしい

一般的な正解や常識に従えないでいると、まわりの人に迷惑をかけますが、同時に本人もつらい思いをしています。その気持ちをわかってください。そして、道理にとらわれず、対話をしていきましょう。

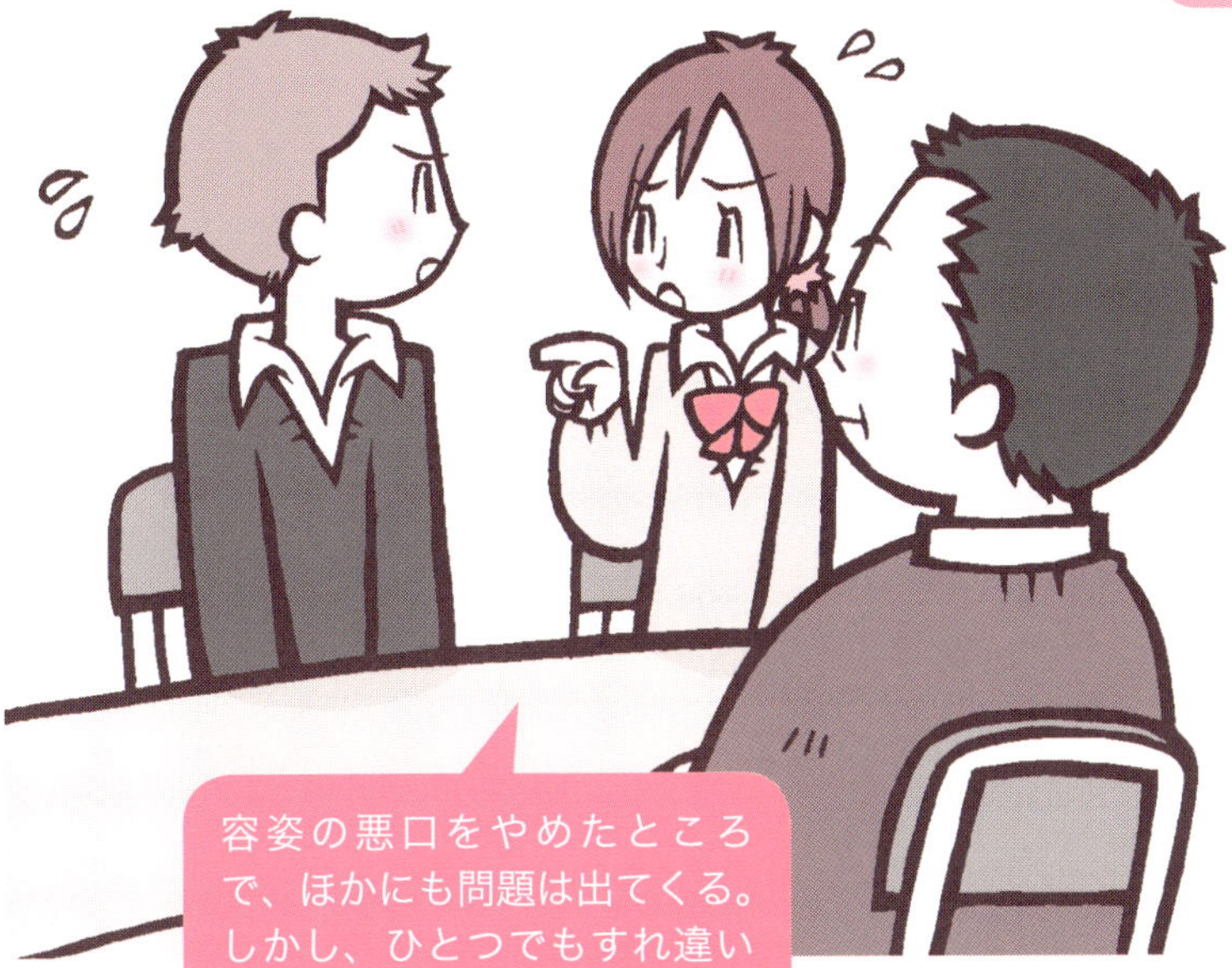

容姿の悪口をやめたところで、ほかにも問題は出てくる。しかし、ひとつでもすれ違いを解決できれば、大きな進歩。一つひとつ積み重ねていく

自分が人を傷つけやすい話し方をしていることを、まず認識する

相手が悲しむとは思わず「デブ」と言ったことを先生や相手に説明する

「人をみて抱いた感想を言葉にしない」という規則を守る。問題が改善

泣かせた子に謝る。そのうえで、表情の見分け方を覚えて、今後の課題とする

本意を伝える機会をつくってもらう

失言をしたときには相手も傷つけますが、自分もつらい思いをします。そのままでは険悪な関係になるので、悪意がないことを説明して謝る機会をもうけましょう。先生や友達に間に立ってもらうと、話し合いが穏便に進みます。

本人の思い

公私の境界線をはっきり知りたい

学校は公的な場所、自分の部屋は私的な場所です。多くの子はそれを自然に理解していますが、社会性の乏しいアスペルガー症候群の子には、なかなか区別できません。

NO! わかるはずだと決めつけない

暗黙の了解がわからない

アスペルガー症候群の子は、わざわざ言わなくても理解できるような、暗黙の了解を認識するのが苦手です。男女のふるまいの違い、部屋ごとの境界線、食事中のマナーなど、自然に身につく常識が欠けています。

興味のあるものに対しては、自分の希望を優先して行動する傾向がある。人の持ち物でも、関心をもつと、勝手にもち出すなど

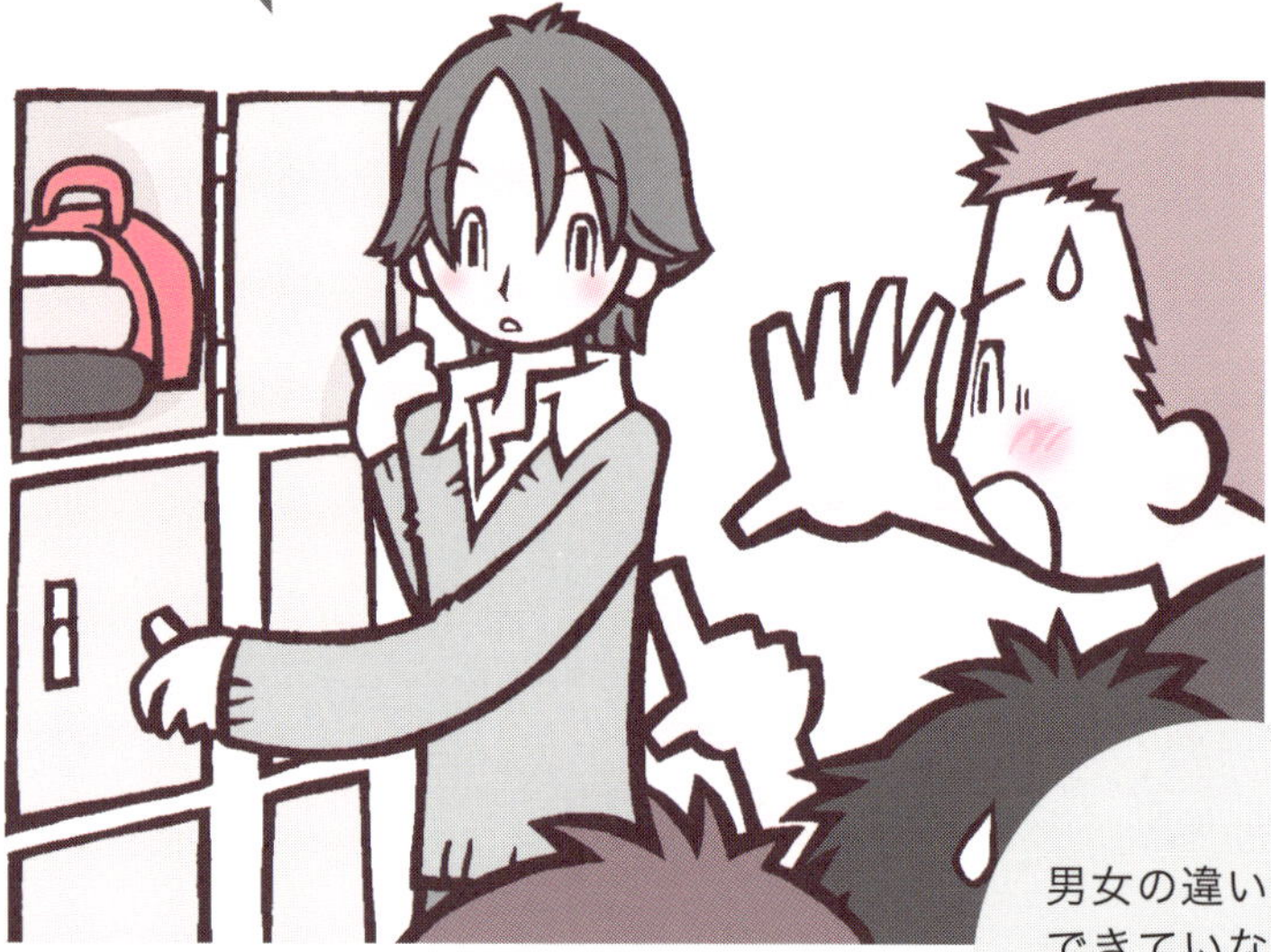

友達のカバンをみたくて、ロッカーを無断で開ける。唐突な行動をみて、みんなはびっくり

男女の違いを意識できていない。異性の着替え中に入室することがある

マナーが身につきにくい。ひと言、声をかければよいことに気づかず、無断でする

公私の区別がわからない。友達のものや学校の設備・教材を、自分のもののように使う

言葉の選択が不適切。同級生相手にあらたまった言い回しで話し、敬遠される

YES 具体的に教えてほしい

黒板に公私の違いを書き出していく。話し合って、疑問点を解決しながら書く

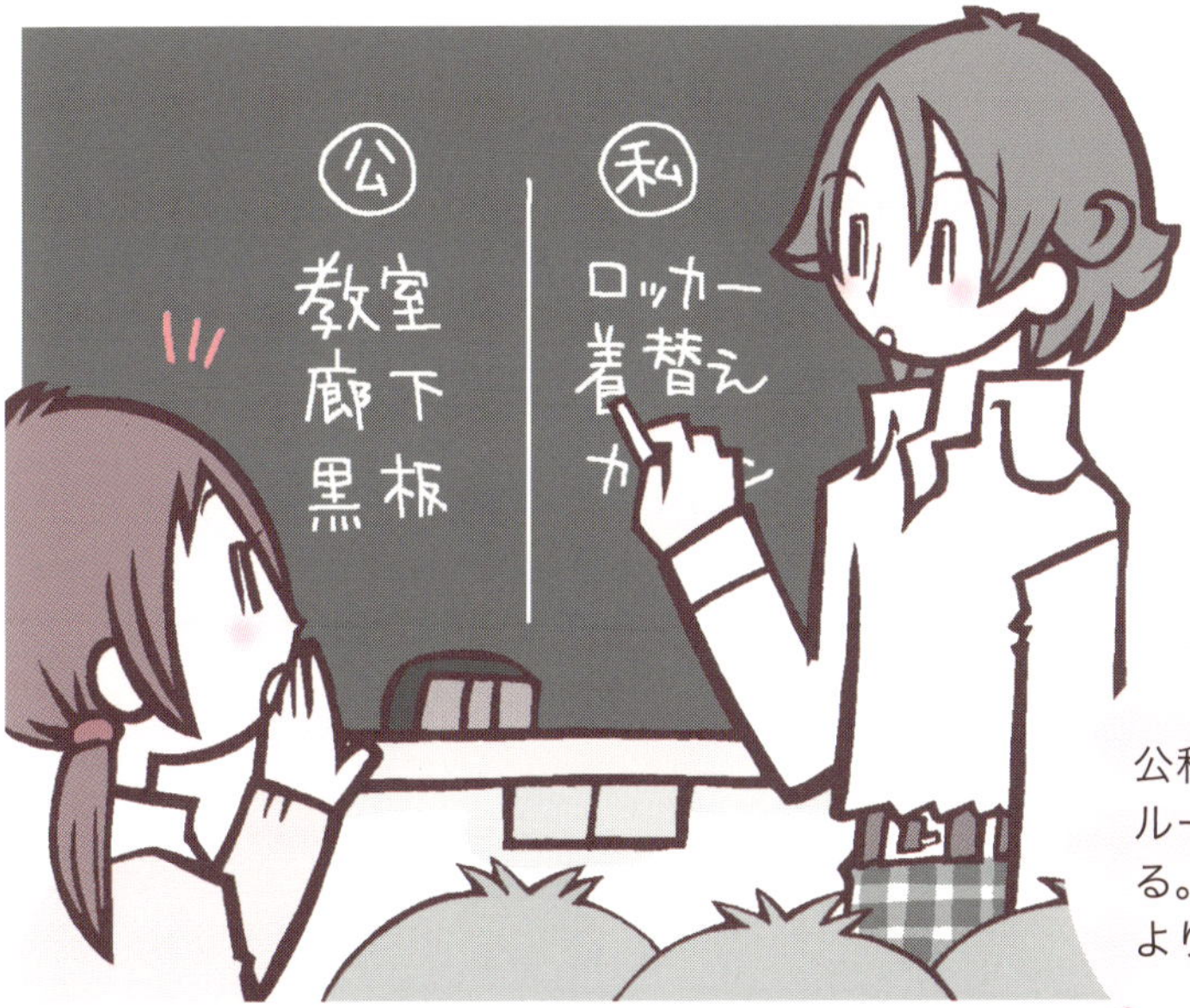

教えてもらえば、わかる

常識はずれの言動が目立つアスペルガー症候群の子ですが、それは理解不足ゆえに起こる問題です。具体的に、文字や絵などで提示してもらえば、暗黙の了解も理解できます。

実際に起きた問題を確認。なにがわかっていないのか、指摘を受ける

↓

理解していないポイントを明示してもらう。字で書くとわかりやすい

↓

公私の違いなどをルールとして覚える。自分の気持ちより決まりを優先

↓

しばらく実践して、ルールの影響でほかの問題が出るようなら、ルールを見直す

「人のロッカーは開けない」というルールにしばられ、ロッカーの掃除ができなくなるなど、別の問題が起きる場合も。決まりは話し合いながら、ゆるやかに変えていく

お互いにギャップを埋める

常識だという指摘と、それがわからない戸惑いは、お互いが相手に歩み寄らないと、すれ違い続けます。どこで誤解が生じているのか、対話のなかで理解を深め、一つひとつ解決していきましょう。

本人の思い

理解してくれる相手に出会いたい

アスペルガー症候群の子どもたちは、理解者を求めています。自分の気持ちを受け止めてくれる人、自分を理解し、対等に付き合ってくれる人がほしいのです。

NO! かわいそうだと思わないで

一方的な支援はかえってつらい

アスペルガー症候群の子は、むやみやたらと援助されることを嫌がります。ほかの子と同じようにしたいと思っている彼らは「かわいそうな子だから」と、一方的に助けようとする人を嫌うのです。

無理解な支援

障害の特性や、本人の悩みをよく理解していない人がおこなう支援。ポイントがずれ、かえって本人を傷つける場合がある

「かわいそうだから助けよう」という意識があり、見下したような対応に

なにもさせないことが助けになると考える。自立した活動の機会を奪ってしまう

アスペルガー症候群の類型的な理解に基づく、型通りの支援。本人が困っていないことでも手助けする

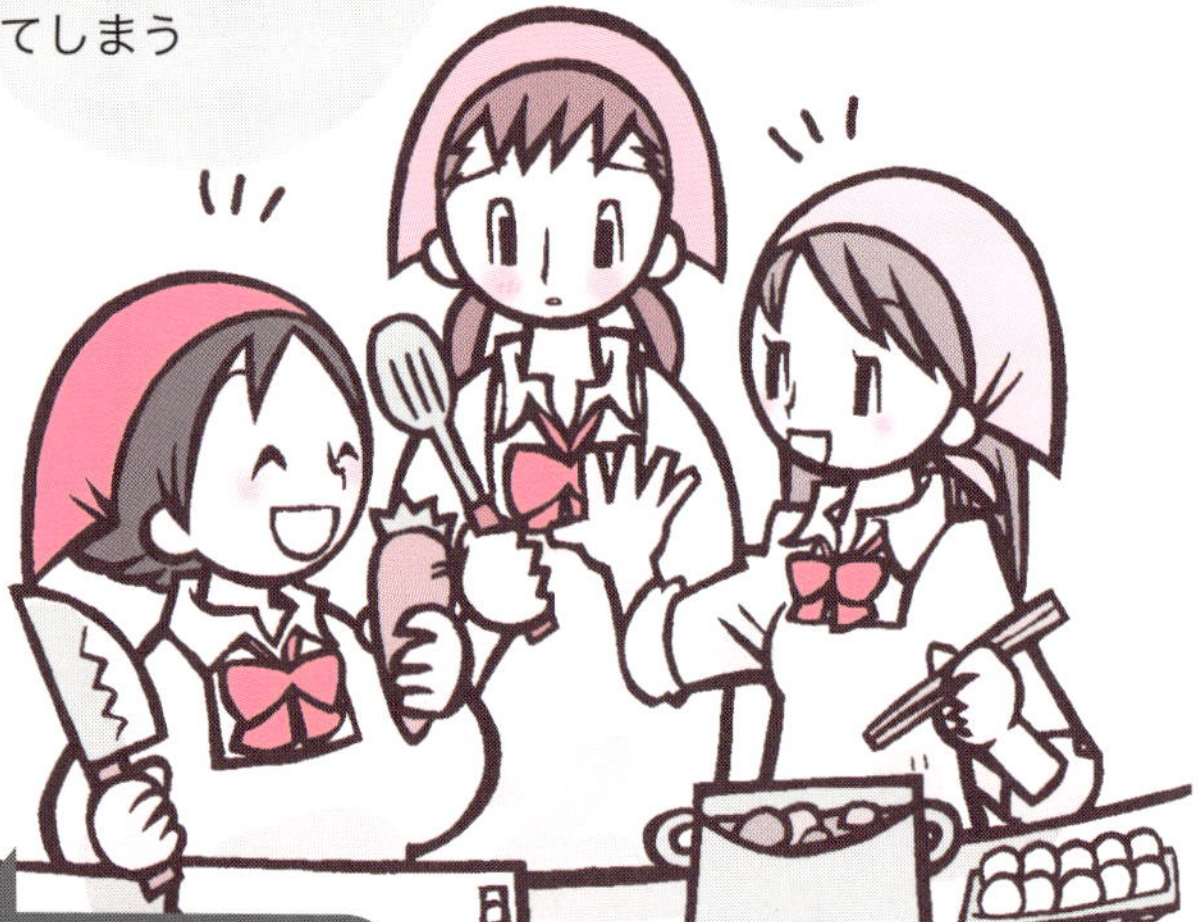

本人は「ほかの子と同じようにしたい」「自分の価値を認めてほしい」と思っている。役割を奪うのは支援ではない

「みているだけでいいよ」などと言われると、存在を否定されたような気持ちに

YES 理解して、対等に付き合ってほしい

理解があれば、力を発揮できる

アスペルガー症候群の子が本来の力を発揮するためには、理解者が必要です。本人に寄りそうように、信頼感のある接し方をできる人がいれば、彼らの生活はより豊かになるのです。

理解ある支援

本人の気持ちに寄りそう支援。特性、個性、個別の悩みをよく理解して、的確な支えとなること

理解の有無によって、支援の効果は大きく異なる

支援の基本姿勢は、本人の能力を信じて待つこと。少し理解を助ければ、本来の能力を発揮できるはず。彼らの可能性を信じて

ときには支援を減らし、本人の成長を見守ることもある。自尊心をはぐくむ

本人が支援を受けたがっているかどうか、対話しながらおこなっていく

理解者は、困っているときに支えてくれる。社会適応の助けになる

困ったときだけ相談する。その考え方が自信につながり、共同作業も難なくこなせるように

当事者にしかわからないという人も

本当に理解できるのは、アスペルガー症候群の人同士だけだと考える人もいます。ある一面では事実ですが、そう言って支援を拒んでいては、生活は豊かになっていきません。できるかぎりの意思疎通をはかり、周囲の人と調和することが大切です。

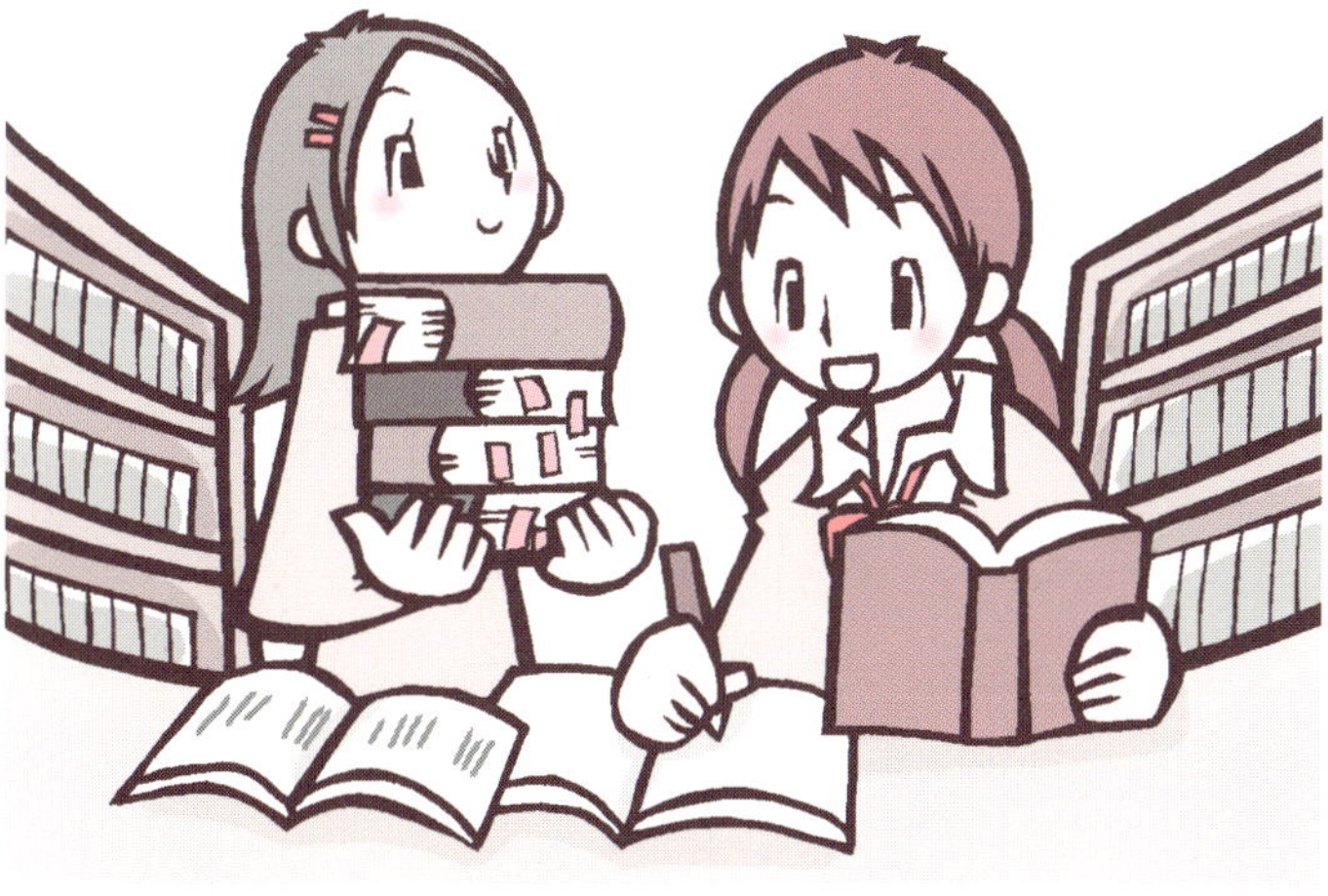

本人の思い

自分らしさを表現する場がほしい

アスペルガー症候群の子は、独特の行動を幼いころから叱られ続け、居場所を失いがちです。自分らしくいられる場がほしい、そう願っています。

NO! 頭ごなしに否定しないで

否定されるとなにもできなくなる

　常識はずれなことをするたびに「ちゃんとしなさい」と叱られていると、自分はなにをしてもダメだと考え、やりたいことがあっても主張しなくなる。

特性によって考え方がかたよることへの、頭ごなしの非難

勉強や話し方の独特のくせを、よくない習慣として否定される

↓

思った通りに行動すると叱られると感じて、なにごとにも消極的に

↓

居場所がなくなる。どこにいても居心地が悪く、沈んだ気分に

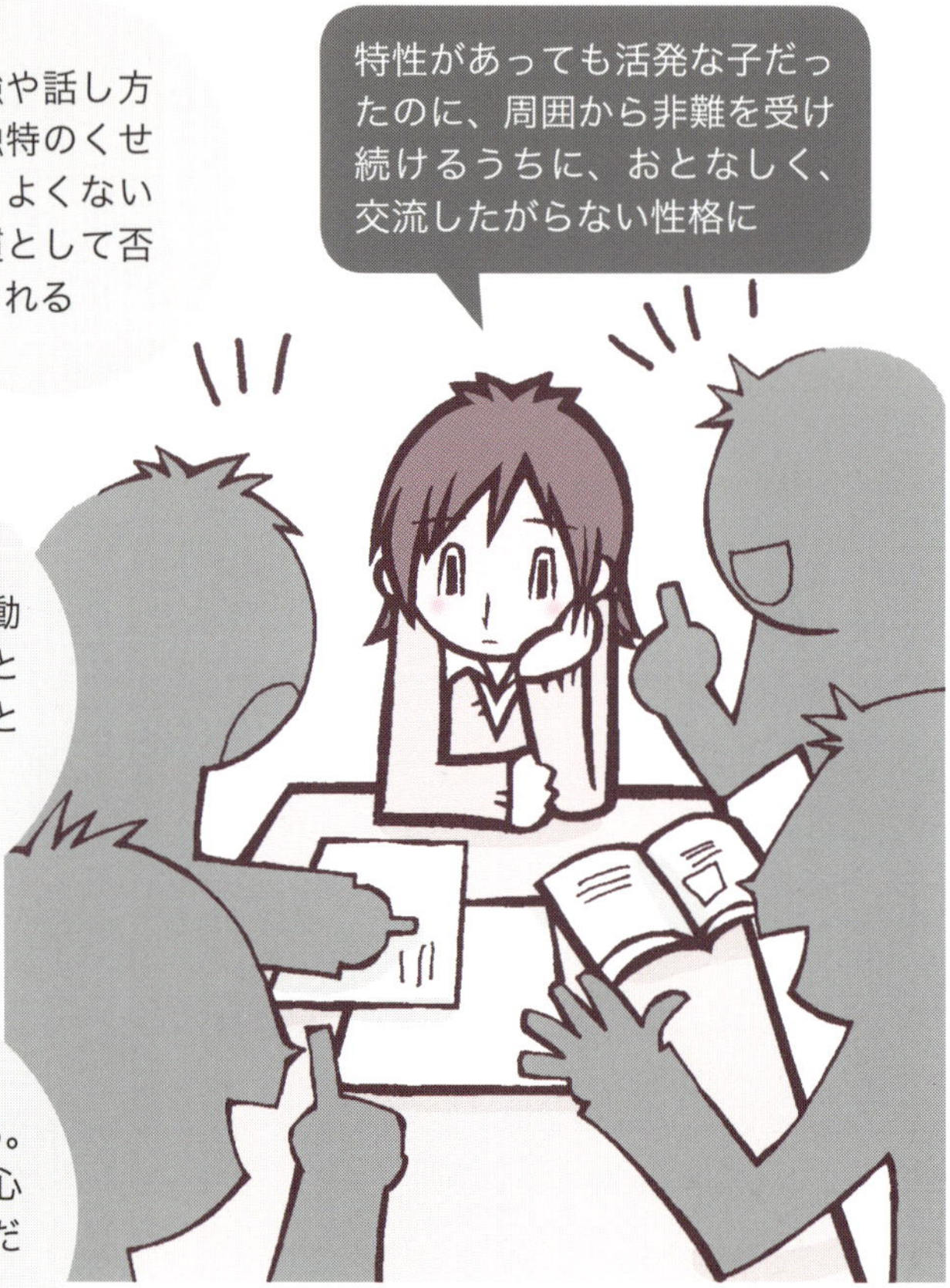
特性があっても活発な子だったのに、周囲から非難を受け続けるうちに、おとなしく、交流したがらない性格に

ほかの子が修学旅行の話題で盛り上がっているときにも、提案してもむだだと考えて、黙りこむ

YES 自分の生き方を尊重してほしい

自信をもって生きていきたい

アスペルガー症候群の子は、特性があってもうまく生きていけるという自信をもちたがっています。周囲の人から信頼されることが、自信につながります。

生活基盤ができると、未体験の作業や、新しい人との交流にチャレンジする勇気が出る

失敗しても叱られないということがわかり、積極的に行動できるようになる

理解ある家族や友達に囲まれた生活。家庭や学校に安心感を抱き、精神的に安定する

安心感と向上心がよい循環をうみ、成長のきっかけに

行動が特異なものであっても、否定されない環境。生き方を尊重してもらい、自信がつく

アスペルガー症候群の子は、ほめられて成長していく。小さな進歩でも、家族みんなで喜び、評価する環境をつくりたい

一家団らんの食事をして、ほかの子と変わらぬ幸せを共有することも、自信の土台に

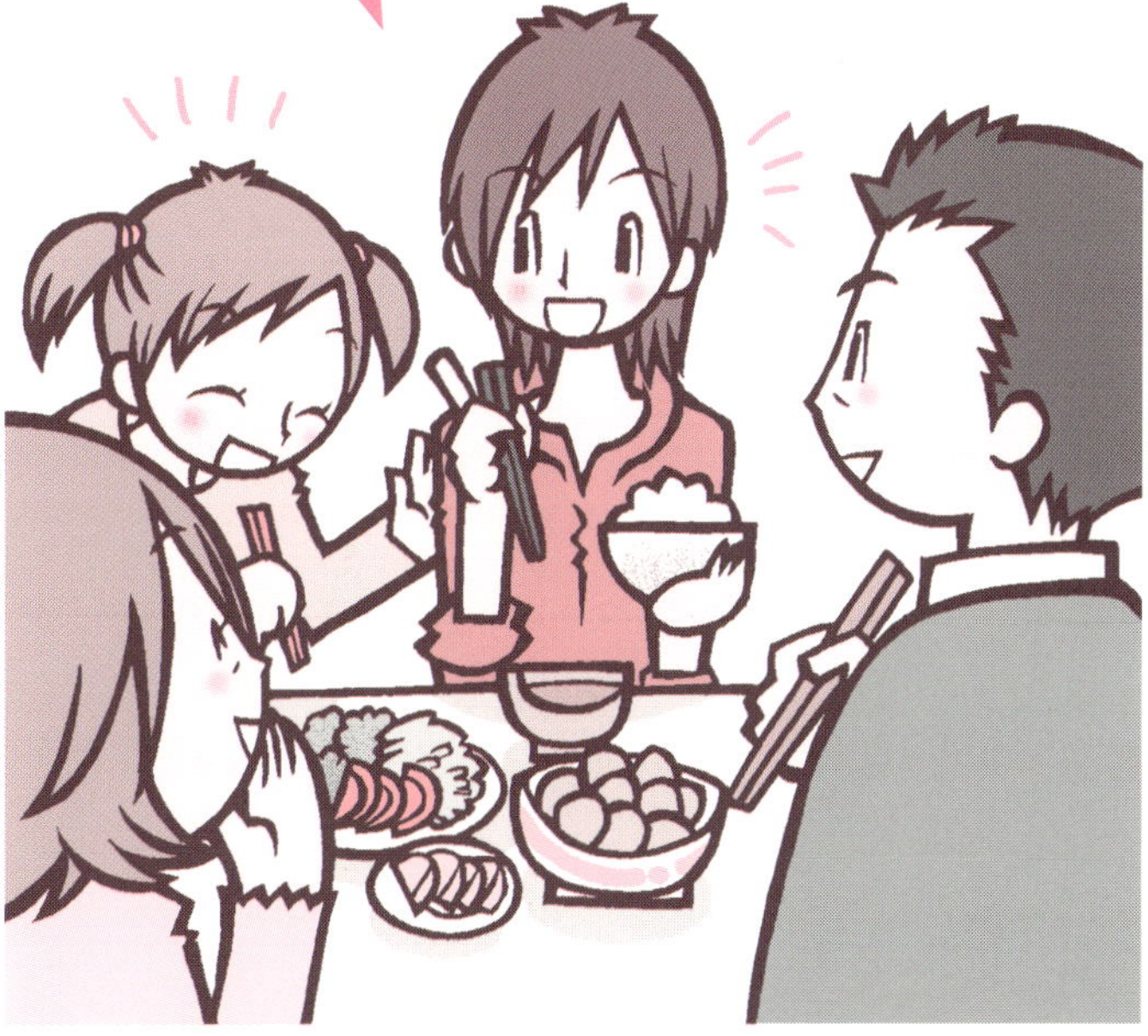

せめてこれからは否定しないで

アスペルガー症候群の子の多くは、幼い頃から誤解を受け、叱られ続けています。それだけでも、たいへんな不幸です。せめて家族や友達は、彼らを否定せず、のびのびとすごせる関係を築いていってください。

Column

正確な診断を受けられるところ

テレビや本で発達障害のことを知り、自分や自分の家族がそうかもしれないと感じたときには、まず身近な専門家に相談しましょう。診断を受けたい場合には、医療機関が第一の選択肢になります。

診断を受けるなら専門医のもとへ

発達障害についての相談は、地域の保健所や医療機関、発達障害者支援センター、療育《りょういく》センターなどが受け付けています。

身近な機関に連絡をとって、相談業務のおこなわれている場所や日時を確認してください。専門機関では、事前予約を必要とする場合がほとんどです。

相談先のなかで、診察と治療をおこなっているのは、原則として医療機関だけです。正確な診断を受けたい場合は、専門医の診察を受ける必要があります。

ただ、発達障害にくわしい医師は多くはありません。まず相談をして、地域の機関から適切な受診先を紹介してもらうことを、選択肢に入れてもよいでしょう。

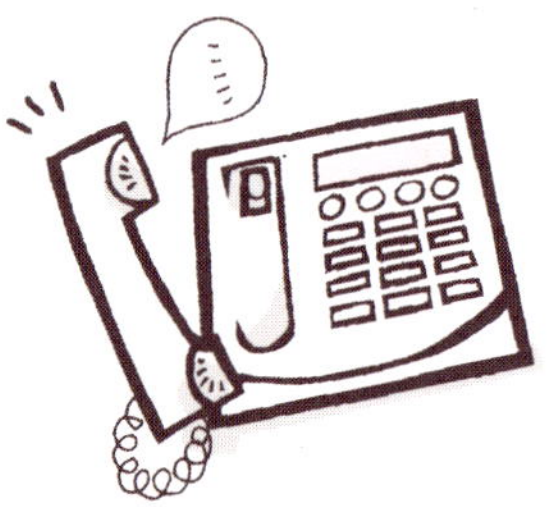

医療機関

診断・治療を受けられる。アスペルガー症候群の場合は、発達障害にくわしい児童青年精神科医がいるところへ

発達障害者支援センター・療育センター

療育の専門家がいる。発達障害についての相談ができる。医師による診察日をもうけている場合もある

■監修者プロフィール

佐々木正美（ささき・まさみ）

1935年、群馬県生まれ。児童精神科医。新潟大学医学部を卒業後、東京大学、ブリティッシュ・コロンビア大学、小児療育相談センター、ノースカロライナ大学、川崎医療福祉大学などで子どもの精神医療に従事。専門は児童青年精神医学、ライフサイクル精神保健、自閉症治療教育プログラム「TEACCH」研究。糸賀一雄記念賞、保健文化賞、朝日社会福祉賞などを受賞。

監修書に『健康ライブラリーイラスト版　アスペルガー症候群のすべてがわかる本』、『こころライブラリーイラスト版　大人のアスペルガー症候群』（ともに講談社）など。

編集協力
オフィス201

カバーデザイン
小林はるひ
（スプリング・スプリング）

カバーイラスト
山本正明

本文デザイン
南雲デザイン

本文イラスト
めやお

取材協力
小林信篤（川崎医療福祉大学）
重松孝治（川崎医療福祉大学）

こころライブラリー　イラスト版

思《し》春《しゅん》期《き》のアスペルガー症《しょう》候《こう》群《ぐん》

2008年11月28日　第1刷発行
2022年 8 月31日　第15刷発行

監修	佐々木正美（ささき・まさみ）
発行者	鈴木章一
発行所	株式会社 講談社 東京都文京区音羽 2-12-21 郵便番号　112-8001 電話番号　編集　03-5395-3560 販売　03-5395-4415 業務　03-5395-3615
印刷所	凸版印刷株式会社
製本所	株式会社若林製本工場

N.D.C.493　98p　21cm

ISBN978-4-06-278957-8

■参考文献

『アスペルガー症候群―高機能自閉症―』
佐々木正美著（子育て協会）

『自閉症児のためのTEACCHハンドブック
改訂新版 自閉症療育ハンドブック』
佐々木正美著（学習研究社）

『アスペルガー症候群と高機能自閉症
―青年期の社会性のために』
杉山登志郎編著（学習研究社）

『アスペルガー症候群への支援――思春期編』
ブレンダ・スミス・マイルズ／
ダイアン・エイドリアン著、吉野邦夫監訳、
テーラー幸恵／萩原拓翻訳（東京書籍）

『自閉症者が語る人間関係と性』
グニラ・ガーランド著、熊谷高幸監訳、
石井バークマン麻子訳（東京書籍）

『自閉症――成人期にむけての準備《能力の高い自閉症の人を中心に》』
パトリシア・ハウリン著、久保紘章／
谷口政隆／鈴木正子監訳（ぶどう社）

講談社　健康ライブラリー　スペシャル

イライラしない、怒らない ADHDの人のためのアンガーマネジメント

NPO法人えじそんくらぶ代表
高山恵子　監修

怒りをコントロールできれば心が落ち着き、人間関係もうまくいく！

ISBN978-4-06-259855-2

発達障害がよくわかる本

信州大学医学部子どものこころの発達医学教室教授
本田秀夫　監修

発達障害の定義や理解・対応のポイント、相談の仕方、家庭と学校でできることを、基礎から解説。

ISBN978-4-06-512941-8

15歳までに始めたい！ 発達障害の子のライフスキル・トレーニング

早稲田大学教育・総合科学学術院教授
梅永雄二　監修

健康管理、進路選択、対人関係など、10種類の生活面のスキルの磨き方。大人になってから困らないために、今から取り組もう！

ISBN978-4-06-259698-5

発達障害の子の立ち直り力「レジリエンス」を育てる本

藤野博、日戸由刈　監修

失敗に傷つき落ちこんでしまう子どもたち。自尊心を高めるだけではうまくいかない。これからの療育に不可欠なレジリエンスの育て方。

ISBN978-4-06-259694-7

自閉症スペクトラムの子のソーシャルスキルを育てる本　幼児・小学生編

本田秀夫、日戸由刈　監修

幼児や小学生の時期に必要な基本中の基本スキルを紹介。子どもの特性に配慮し、生活の中で無理なく身につけよう。

ISBN978-4-06-259853-8

自閉症スペクトラムの子のソーシャルスキルを育てる本　思春期編

本田秀夫、日戸由刈　監修

思春期の基本スキルは相談と自己管理。とくに大事なのは「相談する力」。成人期に向けて親がサポートするコツも紹介。

ISBN978-4-06-259854-5

講談社　健康ライブラリー　イラスト版

自閉症スペクトラムがよくわかる本

信州大学医学部子どものこころの発達医学教室教授
本田秀夫　監修

原因・特徴から受診の仕方、育児のコツまで、基礎知識と対応法が手にとるようにわかる！

ISBN978-4-06-259793-7

LDの子の読み書き支援がわかる本

尚絅学院大学総合人間科学系教授
小池敏英　監修

ひらがな・カタカナ・漢字・文章……苦手はなに？ 悩みにあわせて選べる12種類の支援法を紹介。

ISBN978-4-06-259807-1